Madan L. Kaushik

Uma metodologia abrangente para a avaliação da atividade anti-artrítica

Madan L. Kaushik

Uma metodologia abrangente para a avaliação da atividade anti-artrítica

ScienciaScripts

Imprint

Cover image: www.ingimage.com

This book is a translation from the original published under ISBN 978-620-2-19706-9.

Publisher:
Sciencia Scripts
is a trademark of
Dodo Books Indian Ocean Ltd. and OmniScriptum S.R.L publishing group

120 High Road, East Finchley, London, N2 9ED, United Kingdom
Str. Armeneasca 28/1, office 1, Chisinau MD-2012, Republic of Moldova, Europe
Printed at: see last page
ISBN: 978-620-8-03302-6

ÍNDICE

LISTA DE ABREVIATURAS

FCA	Freund's complete adjuvent
ESR	Erythrocyte Sedimentation Rate
Hb	Haemoglobin
NF-kb	Nuclear factor kB
FDA	Food and Drug Administration
mAbs	Monoclonal antibodies
TNFα	Tumour-necrosis factor-α
$IL_{1\beta}$	Interleukin$_{1\beta}$
APC	Antigen presenting cell
FDC	Follicular dendritic cell
IFNγ	Interferonγ

1. INTRODUÇÃO

A artrite reumatoide (AR) é a forma mais comum de doença autoimune crónica caracterizada por um curso recidivante e remitente de inflamação das articulações[1] . Tem uma prevalência mundial de cerca de 1% da população adulta. As mulheres são mais afectadas do que os homens, com uma incidência anual de 3 por 10.000 adultos "[23] . Recentemente, um estudo de autodeclaração indicou que um terço dos adultos americanos tinha sintomas articulares crónicos ou artrite diagnosticada por um médico. Na mesma linha, estima-se que, até 2030, cerca de 41 milhões de adultos com 65 anos ou mais terão artrite e sintomas articulares crónicos[4] . A artrite é acompanhada por uma morbilidade e mortalidade significativas, dependendo da gravidade da doença no início. O risco de incapacidade pode atingir 33% e a mortalidade 52%, mais frequentemente em resultado de infeção ou doença circulatória. Prevê-se igualmente que tenha um efeito significativo na qualidade de vida[5] .

Recentemente, tem sido referido que os microrganismos, incluindo bactérias, vírus, fungos, parasitas, ADN bacteriano e toxinas bacterianas, podem exacerbar a resposta inflamatória na articulação e no osso. O Mycobacterium tuberculosis e o Mycobacterium leprae são as causas micobacterianas mais graves e mais comuns de doenças articulares e ósseas[6] . Foi proposto que existem três fases clínicas de desenvolvimento da artrite. Em primeiro lugar, a inflamação induziu a auto-ativação dos sistemas imunitários celular e humoral. Em segundo lugar, reduzindo a atividade fagocitária, os níveis endoteliais sinusóides e a multiplicação em metáfases. Em terceiro lugar, produzindo penetração, trauma e disseminação a partir do foco de osteomielite aguda e também através da corrente sanguínea a partir de abcessos ou feridas infectadas[6-7] . Propõe-se que os lipopolissacáridos dos micróbios activem o macrófago de uma forma dependente da dose e libertem a citocina interleucina (IL1, IL17) ou o fator de necrose tumoral (TNFa). Estas citocinas, isoladamente ou em combinação, induzem a síntese de IL6, ILS e do gene estimulado pelo fator de necrose tumoral (TSGs) por células semelhantes a fibroblastos da sinóvia (SFCs). Estas três citocinas activam o fator nuclear do fator de transcrição comum (NFkB) nas SFCs e em vários outros tipos de células. O NF-kB desempenha um papel na produção de óxido nítrico sintase induzível (iNOS) e regula a vasodilatação e a transcrição de citocinas. Estas citocinas e o óxido nítrico (NO) estão implicados na inflamação, na permeabilidade vascular à dor e na modificação do comportamento[8] .

No presente estudo, o adjuvante completo de Freund induziu monoartrite em ratos Wistar fêmeas como modelo de artrite reumatoide devido à sua relevância para o estudo da patologia e da farmacologia, sendo também selecionado com base na recomendação da FDA USA[9] . No estudo anterior, foi demonstrada uma forte correlação entre a eficácia do agente terapêutico neste modelo e na artrite reumatoide em humanos. O adjuvante completo de Freund disponível no mercado contém Mycobacterium butyricum desnaturado suspenso em óleo mineral, injetado por via subcutânea na articulação. O adjuvante administrado provoca alterações caraterísticas que incluem o aumento e a persistência do inchaço das articulações, o aumento da permeabilidade vascular, a infiltração de células imunitárias e o aumento do fluxo sanguíneo após uma a duas semanas de indução da artrite, provocando uma pequena proliferação do tecido sinovial e a erosão da cartilagem. A artrite induzida pelo adjuvante também apresenta uma redução significativa da atividade motora, um aumento dos comportamentos de comichão e de coçar[10-11] . Histologicamente, também apresenta muitas caraterísticas da artrite reumatoide clínica, como a formação de pannus, mas não apresenta caraterísticas de doença grave, como a anquilose articular. Os estudos radiográficos em animais induzidos por adjuvante mostraram alterações ósseas patológicas semelhantes às alterações observadas na AR clínica.

Atualmente, a gestão farmacológica da AR inclui a administração de anti-inflamatórios não esteróides (AINE) e DMARD (medicamentos anti-reumáticos modificadores da doença). O valor destes medicamentos para o tratamento da AR também é limitado devido aos seus principais efeitos secundários e à sua propensão para causar úlceras gástricas, hemorragias gástricas e perfurações, e também foi avisado que a sua utilização a longo prazo pode fazer face ao risco de acidente vascular cerebral e ataque cardíaco[12] . Recentemente, foram feitos esforços para utilizar os produtos biológicos, incluindo TNFα, ILιβ, IL6, IL15 e mAbs anti-CD28, mAbs anti-CD4 e mAbs anti-CD52 para o tratamento da AR isoladamente ou em combinação com os produtos farmacêuticos existentes. No entanto, verificou-se que a utilização destes produtos biológicos produziu efeitos adversos graves, como a falência de múltiplos órgãos, infecções potencialmente fatais, aumento do risco de malignidades e reacções imunogénicas[13] . Devido a estas limitações e efeitos secundários, a utilização da terapia com medicamentos tradicionais está a aumentar e a tornar-se mais popular. O sistema indiano de medicamentos é um dos mais importantes sistemas medicinais tradicionais em todo o mundo. Vários medicamentos à base de plantas foram descritos nos textos tradicionais para a cura da AR. O *látex* de *Ficus glomerata Roxb* é uma das preparações importantes citadas nos textos tradicionais, bem como nos medicamentos populares.

De acordo com a ayurveda, diferentes partes do *Ficus glomerata Roxb* são úteis em diferentes perturbações, tendo sido recomendado o uso do látex para dores, inflamações, cicatrização de feridas, hemorróidas, diarreia e disenteria[13] . É mais comummente prescrito pela aldeia nativa no tratamento do marasmo, dando 5 a 6 gotas de látex com leite de vaca. As gotas de 15 a 20 de látex são administradas em leite de vaca aos doentes jovens com pouca vitalidade e desejo sexual[14] . Os frutos são adstringentes para as taças, estomacais, carminativos, diabéticos, alérgicos e úteis no tratamento da leucorreia e de desordens sanguíneas. A casca é recomendada como adstringente, antidiabética, em distúrbios hemorrágicos, asma e hemorróidas[14] . A raiz é útil na disenteria e hidrofobia, no sistema de medicina Unani, as folhas da planta são recomendadas em caso de bronquite e biliosidade. Os frutos são úteis no tratamento da tosse seca, perda de voz, doenças dos rins e do baço[15] . Recentemente, a planta foi estudada cientificamente pelas suas actividades analgésica, antipirética, antidiabética, hepatoprotectora, antifúngica e antibacteriana "[3234,36] .

No entanto, a revisão da literatura realizada por mim não mostrou resultados sobre o estudo científico realizado sobre esta planta ou a sua preparação para a sua atividade anti-inflamatória e antiartrite. Por isso, o presente estudo foi efectuado para validar e fundamentar a sua utilização tradicional no tratamento da artrite.

2. REVISÃO DA LITERATURA SOBRE ARTRITE REUMATÓIDE E MEDICAMENTO SELECCIONADO

A artrite reumatoide (AR) é uma doença inflamatória sistémica crónica de etiologia indeterminada que envolve principalmente as membranas sinoviais e as estruturas articulares de várias articulações. A doença é frequentemente progressiva e resulta em dor, rigidez e inchaço das articulações. Nas fases tardias, desenvolve-se deformidade e anquilose[16] .

2.1.1 Epidemiologia:

A artrite reumatoide é a doença inflamatória sistémica mais comum e caracteriza-se pelo envolvimento simétrico das articulações, podendo resultar na destruição progressiva das estruturas articulares e periarticulares, com ou sem manifestações generalizadas.[17] . Estima-se que a AR tenha uma prevalência de 1% a 2% e não tem qualquer predileção racial, podendo ocorrer em qualquer idade, com prevalência crescente até à sétima década de vida. A doença é três vezes mais comum nas mulheres, predominando numa proporção de 6:1; a proporção entre os sexos é aproximadamente igual entre os doentes na primeira década de vida e naqueles com mais de 60 anos de idade[18] . A idade de início é tipicamente entre os 30 e os 60 anos, atingindo o seu pico na quarta década. Os doentes com AR têm 6 vezes mais probabilidades de ter uma atividade intensa, 4 vezes mais dias de restrição e 10 vezes mais incapacidade para o trabalho do que a população em geral. Após 10 anos de duração da doença, mais de 50% dos doentes não conseguem trabalhar de todo. As taxas de sobrevivência dos doentes com AR são inferiores às da população em geral. 40 a 60% dos doentes com AR avançada sobreviverão 5 anos ou menos após o diagnóstico e morrerão 10 a 15 anos mais cedo do que o previsto[19] .

Impacto socioeconómico da AR: A AR é uma doença que está associada a importantes implicações socioeconómicas para a população que afecta. A natureza progressiva articular e extra-articular da AR conduz a uma morbilidade e mortalidade significativas dos doentes[19] .

2.1.2 Etiologia:

A causa é desconhecida, com base em dados epidemiológicos que sugerem que[17] , existe uma forte ligação genética à classe II da região do complexo principal de histocompatibilidade (MHC) no cromossoma 6 e uma associação com o gene não MHC PTPN22, um fosfato que regula a ativação das células T. O único fator ambiental consistentemente associado à AR é o consumo de tabaco. Em alguns doentes existem auto-anticorpos circulantes, como o fator reumatoide (contra a região Fc dos outros anticorpos) e o anti-CCP (contra epítopos citrulinados em proteínas pós-tradução modificadas), cuja presença está associada a um pior prognóstico[13] .

A presença de células imunitárias activadas aumentou o nível local de citocinas e outros mediadores inflamatórios (por exemplo, IL-1, TNF-α), propagando este processo e apoiando a formação de pannus, a proliferação e neovascularização, a cartilagem, a erosão óssea e, eventualmente, a destruição da articulação[20] .

As provas da importância da suscetibilidade genética provêm da taxa de concordância mais elevada em gémeos monozigóticos do que em gémeos dizigóticos (3%) e do aumento da frequência da doença em familiares de primeiro grau de doentes com AR. Muitas pessoas com AR têm um determinado marcador genético chamado HLA- DR4. No entanto, o DRl é mais importante nos indianos[20] .

Mais especificamente, a suscetibilidade à doença está associada a um epítopo partilhado (SE) de uma sequência específica de aminoácidos na cadeia beta 1 de vários alelos de classe II localizados na terceira região hipervariável alélica do HLA β_1, entre os resíduos de aminoácidos 67 e 74 que flanqueiam o local de reconhecimento das células T. O sexo feminino é um fator de risco e esta suscetibilidade aumenta no período pós-parto e durante o aleitamento materno[20] .

Os sintomas incluem inflamação das articulações, inchaço, dificuldade de movimentos e dor. Envolvimento das pequenas articulações das mãos, pulsos e pés. Os cotovelos, os ombros, as ancas, os joelhos e os tornozelos também podem ser afectados. Outros sintomas incluem perda de apetite, febre, perda de energia (fraqueza), anemia, mialgia e rigidez das articulações, que normalmente é pior de manhã e dura pelo menos uma hora antes de se registar a melhoria máxima do dia. As deformidades articulares crónicas envolvem habitualmente subluxações dos punhos, das articulações metacarpofalângicas (MCP) e inter-falângicas proximais (PIP). O envolvimento extra-articular pode incluir nódulos subcutâneos, vasculite, derrame pleural, fibrose pulmonar, manifestações oculares, pericardite, anomalias da condução cardíaca e supressão da medula óssea. A rigidez e as mialgias podem preceder o desenvolvimento de sinovite[20] .

2.1.3 Critérios de classificação da artrite reumatoide

Rigidez matinal: Rigidez matinal nas articulações e à volta delas, que dura pelo menos 1 hora antes da melhoria máxima.

Artrite de 3 ou mais áreas articulares: Pelo menos 3 áreas articulares tiveram simultaneamente inchaço ou fluido nos tecidos (não apenas crescimento excessivo dos ossos) observado por um médico. As catorze áreas possíveis são as articulações PIP, MCP, do pulso, do cotovelo, do joelho, do tornozelo e MTP direita ou esquerda.

Artrite das articulações das mãos: Pelo menos uma área inchada (conforme definido acima) numa articulação do pulso, MCP ou PIP.

Artrite simétrica: Envolvimento simultâneo das mesmas áreas articulares (tal como definido em 2) em ambos os lados do corpo (o envolvimento bilateral de PIPs, MCPs ou MTPs é aceitável sem simetria absoluta).

Nódulos reumatóides: Nódulos subcutâneos, sobre proeminências ósseas, superfícies extensoras ou regiões articulares lesionadas, observados por um médico.

Fator reumatoide sérico: Demonstração de quantidades anormais de fator reumatoide sérico por qualquer método para o qual o resultado tenha sido positivo em <5% dos indivíduos de controlo normais.

Alterações radiográficas: Alterações radiográficas típicas da artrite reumatoide nas radiografias póstero-anteriores da mão e do punho, que devem incluir descalcificação óssea inequívoca por erosão, localizada ou mais acentuada adjacente às articulações envolvidas (as alterações da osteoartrite, por si só, não são elegíveis)[22] . PIP: Interfalângica proximal; MCP: Metacarpofalângica;

2.1.4 Patologia:

A última via comum de destruição das articulações envolve citocinas pró-inflamatórias e enzimas destruidoras de tecidos (metaloproteinases da matriz) produzidas por células T, macrófagos, sinoviócitos do tipo B e osteoclastos destruidores de ossos. As citocinas pró-inflamatórias incluem o fator de necrose tumoral - interleucina IL-16, IL-15 e IL-17[13] . Foi proposto um conjunto de tipos de células para orquestrar a patologia da AR. As células T estimulam as células B e os macrófagos. Para além dos mediadores solúveis, o contacto célula-célula também é importante: o contacto entre as células T e os macrófagos é importante para a secreção de TNFa. Convencionalmente, as células T são activadas por células dendríticas, embora se reconheça agora que as células B também segregam citocinas e quimiocinas e são células apresentadoras de antigénios eficazes que podem manter a ativação das células T na sinóvia[21] . A sinóvia reumatoide está fortemente infiltrada com linfócitos. A maioria destes são células T auxiliares CD4 activadas. As células CD4 activadas são uma fonte bem conhecida de citocinas, que activam outras células imunitárias, bem como os macrófagos. Estes últimos, por sua vez, segregam uma variedade de factores pró-inflamatórios e de degradação dos tecidos. A sinóvia reumatoide é embaraçosamente rica em citocinas derivadas de linfócitos e monócitos. A atividade destas citocinas pode ser responsável por muitas caraterísticas da sinovite reumatoide. Não só as citocinas são pró-inflamatórias, como algumas, como a IL-1 e o TGF, provocam a proliferação de células sinoviais e fibroblastos. Também estimulam as células sinoviais e os condrócitos a segregar enzimas proteolíticas e de degradação da matriz. Embora as células T desempenhem um papel primário na patogénese da AR, as células B também estão envolvidas. Cerca de 80% dos doentes têm factores reumatóides (FR), que são auto-anticorpos dirigidos contra a porção Fc da IgG presente no soro e no líquido sinovial. O significado dos FRs circulantes na patogénese da AR é incerto, mas acredita-se que a sua presença nas articulações contribui para a reação inflamatória.

Os factores reumatóides IgG do líquido sinovial auto-associam-se (IgG-anti-IgG) para formar complexos imunes que fixam o complemento, atraem leucócitos nucleares polimorfos e conduzem à lesão tecidular por uma reação de hipersensibilidade de tipo III[21] .

1.1.1.1 Ideias actuais sobre a patogénese da artrite reumatoide

Durante o desenvolvimento da artrite reumatoide (AR), os sinoviócitos (sobretudo os do tipo B) tornam-se hiperplásicos e verifica-se um afluxo de células inflamatórias. Desenvolvem-se vários microambientes, (a) A apresentação convencional de antigénios putativos ocorre nos gânglios linfáticos regionais, mas as células apresentadoras de antigénios do tipo mieloide também estão presentes na sinóvia inflamada. A co-estimulação é fornecida por B 7.1 e B 7.2 na interação da APC com CD28 na célula T e pelo ligando CD40 (CD40). Na APC interage com o CD40 da célula T. (CTLA4-lg (abatacept) inibe a primeira interação. O tipo de resposta imunitária gerada também depende do microambiente de citocinas. A secreção de IL-12 pelas APC favorece uma resposta imunitária THI com produção de interferão-γ (INFγ) e fator de necrose tumoral-α (TNF) a. Recentemente, a combinação de IL-6 e fator de crescimento transformador-β (TGF β) foi implicada na diferenciação de células TH17 pró-inflamatórias, que contribuem para a doença autoimune. (B) Os macrófagos que interagem com as células T activadas segregam citocinas pró-inflamatórias como o TNFa e a IL-1β. As interações membrana-membrana são importantes para

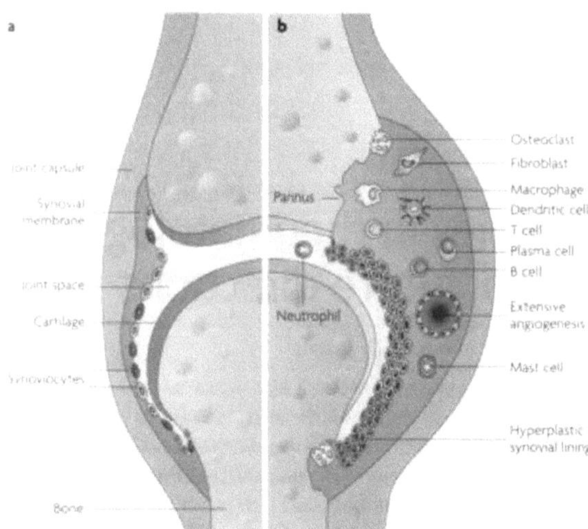

Cartoon de (a) articulação normal (b) articulação de artrite reumatoide

Figura-1

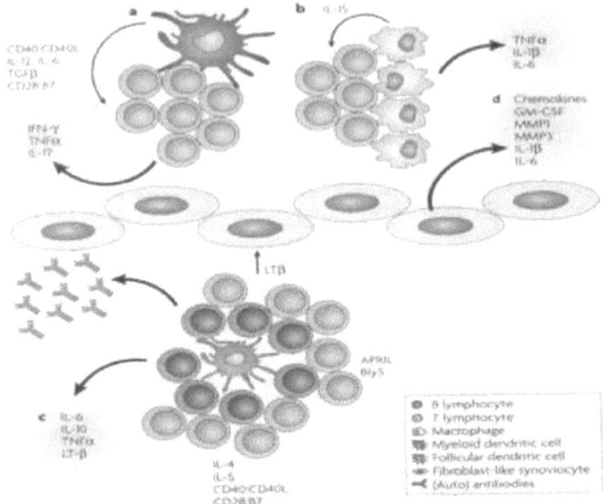

Ideias actuais sobre a patogénese da artrite reumatoide

Figura-2

Na sinovite folicular, os centros germinativos desenvolvem-se de forma semelhante aos representados nos gânglios linfáticos, com células B e T a rodearem as células dendríticas foliculares (FDC). Na sinovite agregada, as FDC estão ausentes mas as células T e B permanecem agrupadas. Na sinovite difusa, as células estão mais vagamente misturadas. O significado destes padrões não é claro, mas, apoiadas por factores de crescimento como o estimulador de linfócitos B e um ligando indutor de proliferação, as células B podem desempenhar uma série de funções: produção de auto-anticorpos; como APC para células T; e secreção de quimiocinas e citocinas pró-inflamatórias. (d) Um modelo de AR sugere que os sinoviócitos do tipo B são a célula patogénica primária e que o mecanismo imunitário tem um papel menor. No entanto, mesmo em modelos imunes, os sinoviócitos parecem ter um papel ativo. Estimulados em parte pela linfotoxina β (LT-β, produzida por células B e outras células), regulam as moléculas de adesão de superfície e segregam mediadores pró-inflamatórios, enzimas de degradação da matriz e quimiocinas. Desta forma, atraem células inflamatórias para a articulação e fornecem os nichos para suportar os microambientes acima referidos, ao mesmo tempo que sinergizam com mecanismos inflamatórios e destrutivos[13] .

2.1.5 Avaliação inicial de doentes com artrite reumatoide

Subjetivo

- Grau de dor nas articulações
- Duração da rigidez matinal

- Presença ou ausência de fadiga
- Limitação da função

Exame físico

- Documentação de articulações ativamente inflamadas
- Documentação de problemas mecânicos nas articulações: perda de movimento, crepitação, instabilidade, desalinhamento e/ou deformidade
- Documentação de manifestações extra-articulares

Laboratório

- Velocidade de sedimentação eritrocitária/proteína reactiva
- Fator reumatoide
- Contagem completa de células sanguíneas
- Electrólitos
- Creatinina
- Painel hepático
- Exame de urina
- Análise do líquido sinovial
- Guaiaco de fezes

2.1.6 Radiografia:

Radiografia de articulações envolvidas selecionadas [secção Realizada apenas na linha de base para estabelecer o diagnóstico; pode ser repetida 6-12 meses após o início da doença se for inicialmente negativa. O exame inicial é efectuado para avaliar a disfunção orgânica devida a doenças co-mórbidas, antes de iniciar a medicação. Efectuada na consulta inicial, se necessário, para excluir outras doenças; pode ser repetida durante as crises da doença para excluir artrite séptica[23] .

2.1.7 Tratamento da AR e efeitos adversos

Não existe uma cura conhecida para a AR ou meios de a prevenir. Uma gestão óptima requer um diagnóstico precoce e a introdução atempada de agentes que reduzam a probabilidade de lesões irreversíveis nas articulações. Embora o objetivo final do tratamento da AR seja induzir uma remissão completa, esta só ocorre em casos raros. A remissão completa é definida como a ausência de 1) sintomas de dor articular inflamatória ativa (em contraste com a dor articular mecânica), 2) rigidez matinal, 3) fadiga, 4) sinovite ao exame da articulação, 5) progressão do dano radiográfico em radiografias sequenciais, e 6) taxa de sedimentação de eritrócitos (ESR) ou nível de proteína C-reactiva (CRP) elevados (13). Se a remissão completa não for alcançada, os objectivos da gestão são controlar a atividade da doença, aliviar a dor, manter a função para as actividades essenciais da vida diária e do trabalho, maximizar a qualidade de vida e abrandar a taxa de lesão articular. A avaliação inicial do doente com AR deve documentar os sintomas de doença ativa. É necessária uma anamnese cuidadosa, uma revisão completa dos sistemas e um exame físico exaustivo (geral e músculo-esquelético). A gravidade e a duração da rigidez matinal e os sintomas constitucionais, como a fadiga, devem ser registados. As avaliações laboratoriais devem incluir o hemograma completo, a contagem de plaquetas, o perfil químico, a medição da FR e a medição da RSE ou da PCR[24] .

Anti-inflamatórios não esteróides (AINEs): O tratamento medicamentoso inicial da AR envolve normalmente a utilização de AINEs para reduzir a dor e o inchaço das articulações e melhorar a função. Não existem diferenças significativas de eficácia entre os AINEs, embora existam algumas diferenças na incidência de efeitos secundários. A frequência de alguns efeitos secundários pode variar consoante os diferentes AINE. As combinações de 2 ou mais AINEs devem ser evitadas, uma vez que não são mais eficazes e podem ter efeitos adversos aditivos[24] .

Medicamentos anti-reumáticos modificadores da doença (DMARDs): Todos os doentes cuja AR permanece ativa apesar do tratamento adequado com AINEs são candidatos a terapêutica com DMARDs. A AR ativa pode provocar lesões irreversíveis nas articulações, mesmo nos primeiros meses da doença. Embora os AINE e os glucocorticóides possam aliviar os sintomas, as lesões nas articulações podem ocorrer e progredir. Os DMARD têm o potencial de reduzir ou prevenir a lesão articular, preservar a integridade e a função das articulações e, em última análise, reduzir os custos totais dos cuidados de saúde e manter a produtividade económica do doente com AR. Estes fármacos incluem a hidroxicloroquina (HCQ), a sulfassalazina (SSZ), o metotrexato (MTX), os sais de ouro, a D-penicilamina (DP) e a azatioprina (AZA). Os DMARD têm caraterísticas comuns. Todos têm uma ação relativamente lenta, com um atraso de 1 a 6 meses antes de ser evidente uma resposta clínica. A eficácia não pode ser prevista para cada doente, mas até dois terços dos doentes podem ter uma resposta a estes agentes. Cada DMARD tem uma toxicidade específica que exige uma monitorização cuidadosa[24] .

Utilização de terapêutica com glucocorticóides na artrite reumatoide: Tratamento das articulações mais sintomáticas no início do curso da doença tratamento de crises em 1 ou algumas articulações, recuperação do movimento articular perdido glucocorticóides orais de baixa dose (<=10 mg de prednisona diariamente ou equivalente) e injecções locais de glucocorticóides são altamente eficazes para aliviar os sintomas em doentes com AR ativa[24] .

Efeito adverso do tratamento atual:

Os AINEs com salisilato têm a toxicidade gastrointestinal e renal comum dispepsia, erosões gástricas, ulceração péptica, inflamação do intestino delgado e perfuração hemorrágica hematémese ou melaena, perda de sangue oculto no gastrointestinal e anemia.

- *Hydroxychloroquine* : Lesão macular
- *Sulfassalazina* : Mielossupressão,
- *Metotrexato :* Alopécia, mielossupressão pouco frequente, hepatotoxicidade, rara mas grave

toxicidade pulmonar (mesmo com risco de vida)

- *Sais de ouro injectáveis* : Mielossupressão, trombocitopenia, proteinúria
- *Ouro oral:* O mesmo que o ouro injetável, mas menos frequente, mais frequente
- *Azatioprina* : Mielossupressão, hepatotoxicidade pouco frequente, doença gripal precoce, elevação da função hepática
- *D-penicilamina*: Disgeusia, proteinúria, mielossupressão, Auranofin
- *Leflunomida :* Alopécia, Náuseas, Leucopenia, Hepatite, Trombocitopenia,
- *Ciclosporina:* ParaestesiaZtremor/ cefaleias,
- *Hipertricose,* Hipertrofia gengival, Náuseas, Hipertensão, Doença renal
- *Glucocorticóides:* Hipertensão, Hiperglicemia[23-24] .

Terapias biológicas

As terapias biológicas trouxeram novas promessas e oportunidades para a prática da reumatologia durante a última década. Foram desenvolvidos vários tratamentos para a AR. Os agentes biológicos incluem

- Bloqueadores do fator de necrose tumoral (TNFa) - etanercept (Enbrel), Infliximab

(Remicade), Adalimumab (Humira)

- Bloqueadores da interleucina-Anakinra

anticorpo anti-células B (CD20) - Rituximab (Rituxan)

- bloqueadores da ativação das células T -Abatacept (Orencia)[25-26] .

Efeitos adversos: O aumento da incidência de efeitos indesejáveis das terapêuticas biológicas, sobretudo do inibidor do TNFo, aumenta a suscetibilidade à infeção por tuberculose, provoca esclerose múltipla e invoca a desmielinização de novo, e estas terapêuticas biológicas aumentam simultaneamente o risco de muitas complicações cardíacas, infecções tromboembólicas e malignidade. A combinação de terapias biológicas pode aumentar o risco de infecções e de complicações malignas, ao visar vias paralelas redundantes[26-27] .

Cirurgia:

Mesmo que a inflamação articular seja controlada com sucesso ou eliminada com medicação, os doentes com AR crónica podem apresentar sintomas de lesão articular. Se, apesar de um tratamento médico optimizado, o doente tiver uma dor inaceitável e/ou limitação da função devido a danos estruturais nas articulações, deve ser considerada a cirurgia. Os procedimentos cirúrgicos mais bem sucedidos para a AR são a libertação do túnel cárpico, a ressecção das cabeças dos metatarsos e a artroplastia total da anca e do joelho. Os resultados da cirurgia e as taxas de complicações estão relacionados com o volume da cirurgia (ou seja, o número de cirurgias efectuadas anualmente numa instituição), o momento da cirurgia, a experiência do cirurgião, o estado clínico pré-operatório do doente e a gestão e reabilitação pós-operatórias. A experiência em terapia ocupacional e fisioterapia é um componente importante da restauração e otimização da função, especialmente após artroplastia total do joelho, cirurgia do ombro e cirurgia da mão[24] .

Abordagem não farmacológica:

Os métodos não farmacológicos, como a fisioterapia, a terapia ocupacional e a eletroterapia, não só desempenham um papel vital nas crises agudas e na fase crónica, como também são úteis no alívio dos sintomas e na proteção das articulações contra danos adicionais. Os doentes com doença grave podem beneficiar de procedimentos cirúrgicos como a tenossinovectomia, a reparação do tendão e a substituição da articulação ^[2028] .

2.2 SELECÇÃO DO FÁRMACO EM ESTUDO E AVALIAÇÃO DO EFEITO ANTIARTRÍTICO

Ficus glomerata Roxb (Moriace) foi selecionada para avaliação do efeito anti-artrite. A árvore não é epífita e encontra-se em toda a maior parte da Índia em locais húmidos, ao longo das margens de riachos e do lado de ravinas, encontrando-se também em encostas rochosas, por vezes quase de forma gregária. É frequentemente cultivada em redor das aldeias pelos seus frutos comestíveis[13] .

Foi selecionado um sumo particularmente leitoso para a artrite[29] . O látex tem sido utilizado para a artrite devido à seguinte razão. De acordo com a ayurveda, diferentes partes da planta são úteis em diferentes doenças. O sumo leitoso é um agente corante, útil na dor, inflamação, cicatrização de feridas, hemorróidas, diarreia e disenteria[30] . A planta tem os seguintes constituintes relatados que são úteis para a condição artrítica O látex contém caoutchoue, albuminoides, gordura, hidratos de carbono, fibra, sílica, fósforo, tanino[13,31] . Foi relatada a atividade hepatoprotectora do extrato das folhas em ratos[36] . Além disso, os extractos de Ficus foram testados quanto ao potencial antibacteriano contra Escherichia coli, Basillus pumilis, Bacillus subtilis, Pseudomonas aeruginosa e Staphylococcus aureus[36] . A planta foi selecionada devido à evidência tradicional de actividades antiartríticas e relatadas como hepatoprotectoras e antibacterianas. As bactérias também são uma causa de artrite e A terapia atual, como os AINEs, causa hepatotoxicidade[37] . No entanto, a planta tem estes efeitos benéficos.

3. METODOLOGIA UTILIZADA PARA A AVALIAÇÃO DE MEDICAMENTOS ANTIARTRÍTICOS

3.1.1 Materiais

O adjuvante completo de Freund' s (FCA)[38] composto por 1mg/ml de Mycobacterium tuberculosis morto pelo calor foi adquirido à Sigma Aldrich, Bangalore. O azul de Evans foi adquirido à Sigma Aldrich co; Bangalore. A indometacina foi obtida da U-Medico Laboratories Pvt., G.I.D.C., Vapi, Gujarat, Índia, como amostra complementar e foi utilizada como medicamento padrão. Todos os outros produtos químicos utilizados eram de grau AR. Os instrumentos utilizados no presente estudo foram o suporte ESR e as pipetas Westergren, o hemómetro Sahli' s, o pletismómetro digital UGO BASILE (7141), a máquina de raios X (Siemens Multipho 10), o micrótomo de cera Spencer tipo Wes, o microscópio de investigação biomédica Metzer e uma broca de cortiça com 8 mm de diâmetro. Foi selecionado o látex de Ficus para o fármaco em estudo

Animais

Todos os procedimentos foram efectuados em animais. Foram selecionados ratos albinos Wistar fêmeas com um peso de 225-275 gm para o estudo anti-artrítico, enquanto os ratos albinos suíços com um peso corporal de 25-30 gm foram utilizados para a toxicidade aguda e o edema do ouvido induzido pelo xileno. Foram fornecidos alimentos e água (*ad libitum*) e os animais foram mantidos num ciclo de 12 horas de luz: 12 horas de escuridão e a uma temperatura ambiente (23 ± 1^0 C) em gaiolas de propileno normalizadas. Todos os animais foram monitorizados durante 42 dias e sacrificados para avaliação histológica da inflamação. Todos os experimentos foram conduzidos de acordo com a direção do Comitê de Ética em Animais Institucionais (HSKCP\IAEC \ 2005-6 \1-8).

Devido à condição dolorosa imposta aos animais, o número de indivíduos utilizados foi restrito ao mínimo (6) por grupo, o que permitiu uma análise estatística fiável dos resultados.

3.2 Métodos

3.2.1 Método de recolha do látex

O látex foi recolhido da árvore através de um corte diagonal em ângulo para baixo, efectuado através da casca; este corte prolonga o tronco. O látex que exsuda do corte foi recolhido num pequeno copo. A quantidade de látex obtida em cada batida foi de cerca de 0,5 ml. Depois disso, raspa-se uma tira fina de casca da parte inferior do corte original para voltar a bater na árvore, geralmente de dois em dois dias. O látex recolhido foi diluído com soro fisiológico antes da administração oral[39-40] .

3.2.2 Método de preparação da solução de ensaio

A solução de teste preparada acima foi testada na dose de 50, 100, 200, 400 e 500 mg/kg, p.o. para seu anti-artrítico. O cálculo da dose foi baseado em w/w do látex.

3.2.3 Método de avaliação da toxicidade oral aguda

Camundongos albinos suíços saudáveis de ambos os sexos, pesando 15-30 gm, famintos durante a noite, foram divididos em 3 grupos (n = 3) e foram alimentados com doses crescentes (30, 300 e 3000 mg/kg) do látex. A toxicidade foi avaliada de acordo com as Diretrizes para a Investigação de Toxicidade Não Clínica de Medicamentos à Base de Plantas (Anexo -1) fornecidas pelo Ministério da Saúde e do Bem-Estar Familiar, Governo da Índia, e a diretriz 425 da OCDE[41] . O látex total administrado oralmente em doses até 3 g/kg, não produziu qualquer sinal de toxicidade e mortalidade em ratos, quando observado durante 14 dias após a administração.

3.2.4 Método para a monoartrite induzida por FCA em ratos:

Indução da Anestesia :

Para a indução da artrite, os ratos foram anestesiados com 40 mg/kg de tiopentano de sódio por injeção intraperitoneal para a experiência terminal aguda. Uma vez anestesiados, os animais foram constantemente mantidos sob observação para garantir que a respiração fosse lenta e regular. O sinal de anestesia profunda foi indicado pela abolição do reflexo de retirada quando a pata traseira do rato foi apertada[43] .

Indução de monoartrite :

Para a indução da artrite, a injeção na articulação do tornozelo esquerdo foi realizada sob anestesia: a área tarsial da pata traseira foi agarrada e a fossa distal e medial ao "maléolo cataral" do perónio foi palpada. Introduziu-se uma agulha de calibre 26 na cápsula da articulação tibiotársica por via percutânea, dirigindo-a no sentido cefálico, mesiadal e superior a partir do ponto médio da fossa inframaleolar, até se sentir uma perda nítida de resistência de cerca de 4 mm e injectou-se um adjuvante completo ou um veículo. Uma verdadeira injeção intracapsular, uma resistência firme à injeção foi carateristicamente sentida após a injeção de 0,5 ml de fluido "[4344] . Foram efectuadas observações comportamentais e clínicas de base (pré-indução) antes da injeção do veículo ou do adjuvante completo de Freund e, em seguida, todas as semanas até 42 dias.

3.2.4.1 Avaliação da artrite do volume da pata

A avaliação do inchaço das articulações pode não refletir apenas a atividade da doença, mas pode indicar um fenómeno crónico que reflecte danos nas articulações. A gravidade clínica da inflamação artrítica foi medida através da quantificação das alterações do volume da pata; a medição foi efectuada utilizando o pletismómetro digital UGO BASILE (7141)[42] . Os volumes das patas foram registados todas as semanas até ao 42º dia do estudo.

3.2.4.2 Avaliação da permeabilidade vascular

O azul de Evan (50 mg) foi administrado através da veia jugular ao rato anestesiado. Após 4 h, as cápsulas sinoviais anterior e posterior e a almofada de gordura foram dissecadas de cada articulação do joelho; assim, os tecidos obtidos de quatro joelhos foram agrupados para formar uma amostra. As amostras foram então pesadas e a quantidade de azul de Evans na amostra foi estimada utilizando a técnica de extração do corante (25). Para o efeito, a cápsula foi cortada em pedaços mais pequenos e misturada com acetona em NaSO4 a 1%, na proporção de 7:3. As amostras foram agitadas suave e continuamente durante 24 horas à temperatura ambiente. Cada preparação foi centrifugada durante 10 min a 2000 rpm e 2 ml do sobrenadante foram separados para medição da absorvância a 620 nm utilizando o espetrofotómetro shimadzu UV/Visible. A quantidade de corante recuperada foi calculada comparando a absorção do fluido com a de uma curva padrão preparada com a concentração conhecida da solução de azul de Evan[43,46] .

3.2.4.3 Síntese de óxido nítrico:

Sangue de ratos artríticos retirado do retroorbital e centrifugado, o soro foi separado de cada grupo. O nitroprussiato de sódio (5 Mm) em solução-tampão de fosfato padrão incubado com diferentes amostras de soro dissolvidas em soluções-tampão de fosfato padrão 0,025 M, PH: 7,4, foi incubado com igual quantidade de amostra de soro a 25^0 durante 5 h. Após 5 h, foram retirados 0,5 ml da solução de incubação e diluídos com 0,5 ml de reagente de Griess. A absorvância do cromóforo formado durante a diazotização do nitrito com sulfanilamida e o subsequente acoplamento com nafta-etilenodiamina foi lida a 546 nm utilizando o espetrofotómetro UV-Visível Shimadzu[47] .

3.2.4.4 Estado clínico:

O parâmetro do estado clínico inclui (i) peso corporal, (ii) nível de heamoglobina (Hb) e (iii) medições da taxa de sedimentação de eritrócitos (ESR). Os pesos corporais de todos os animais foram registados em gramas, semanalmente, utilizando uma balança de prato único. Os níveis de heamoglobina de todos os animais foram avaliados no 43.^{ord} dia do estudo, utilizando o hemómetro Sahli's Hellige, sendo os resultados expressos em unidade gm%. Pipetas de Westergren com 2,5 mm de diâmetro interno, 300 mm de comprimento e 1 ml de capacidade foram usadas para estudar a VHS e expressas em termos de mm/hrs O sangue foi coletado de todos os animais artríticos e não artríticos usados no estudo por via retro-orbital[48] .

3.2.4.5 Comportamento de teste em campo aberto:

Para observações comportamentais, todos os animais foram submetidos ao teste do campo aberto antes da indução da artrite e, posteriormente, todas as semanas até 42 dias. Resumidamente, o rato foi colocado num campo aberto na sala com atenuação de som. O chão era de polivinil branco com uma grelha preta que dividia o campo aberto em 84 quadrados (10×10). A iluminação foi fornecida por uma lâmpada (60 W) colocada acima do centro do campo, enquanto o resto da sala estava escuro. O rato foi inicialmente colocado no canto ou no centro do campo e observado durante 5 minutos em todos os testes, tendo sido registados o tempo de latência para começar a explorar o campo aberto (segundos), a atividade locomotora horizontal (cruzar a linha da grelha), a atividade locomotora vertical (levantar), os cuidados (esfregar o nariz com as patas dianteiras e fazer preening), a intensidade da defecação (número de bolus) e o número de micções e defecações. Entre os ensaios, a caixa foi limpa com uma esponja húmida e papel absorvente[49-50] . Todas as observações foram efectuadas entre as 18.00 e as 20.00 horas.

3.2.4.6 Radiográfico:

A avaliação radiográfica foi efectuada com base em radiografias e vistas descendentes dos membros inferiores. A presença e a gravidade das lesões foram avaliadas em radiografias de toda a articulação do tornozelo. As radiografias foram efectuadas com o aparelho de raios X Siemens, Multiphob 10 (versão 1.0) "[5152] .

3.2.4.7 Avaliação histopatológica da inflamação:

Todos os animais foram sacrificados no final da experiência. As patas traseiras esquerdas de dois animais de cada grupo foram removidas e fixadas em solução salina normal (7 dias) e depois descalcificadas em ácido fórmico a 5%. As articulações foram então aparadas, incluídas e seccionadas a 6 µm. As secções foram então coradas com hematoxilina e eosina. O estudo histológico foi efectuado de acordo com a seguinte escala: 0, sem inflamação; 1, infiltrado inflamatório ligeiro na pele e sobrejacente; 2, infiltrado inflamatório denso, mas sem sinovite ou artrite; 3, sinovite; 4, sinóvia hiperplásica, infiltrado inflamatório na articulação; 5, artrite com destruição do tecido articular e formação de pannus, utilizando o microscópio de investigação[53] .

4. AVALIAÇÃO DO EFEITO ANTI-INFLAMATÓRIO EM TECIDOS MOLES

4.1 . Edema da pata induzido por carragenina:

Os ratos albinos Wistar, em jejum noturno, foram divididos em grupos de 6 ratos cada. O *látex* em estudo foi administrado por via oral 30 minutos antes da injeção subplantar, o edema foi desenvolvido pela injeção subplantar de 0,1 ml de solução a 1% de carragenina lambda e o volume da pata injectada foi medido periodicamente utilizando o pletismómetro digital UGO BASILE (7141). A alteração do volume da pata foi medida de hora a hora até às 5th horas. A diferença percentual entre os volumes das patas direita e esquerda de cada animal do grupo de controlo e do grupo tratado com o fármaco foi calculada e comparada como a percentagem média de alteração do volume da pata nos animais de controlo e nos animais tratados com o fármaco e expressa como percentagem de inibição do edema pelo fármaco "[5456] .

4.2 Edema auricular induzido por xileno em ratinhos:

Os ratinhos albinos suíços foram divididos em grupos de 6 ratinhos cada. O látex em estudo foi administrado por via oral 30 minutos antes da aplicação de xileno (0,03 ml) nas superfícies anterior e posterior da orelha esquerda dos ratinhos. A orelha direita de todos os ratos não foi tratada e o grupo de controlo recebeu apenas solução salina normal. Após uma hora de aplicação de xileno, todos os animais foram sacrificados e ambas as orelhas foram removidas. A secção circular da orelha dos animais tratados e não tratados foi retirada com uma broca de cortiça de 8 mm de diâmetro e pesada. A resposta edematosa foi medida como diferença de peso entre os dois tampões e a atividade anti-inflamatória expressa como percentagem de redução do edema nos ratinhos tratados em relação aos ratinhos de controlo. Todas as experiências foram iniciadas uniformemente entre as 11:00 e as 14:00 horas, a fim de evitar variações na resposta inflamatória devido à flutuação circadiana do nível de corticosteróides[54,56] .

5. ANÁLISE ESTATÍSTICA:

Para determinar a significância estatística dos dados recolhidos na observação comportamental, foi utilizada uma ANOVA unidirecional seguida do teste de intervalo múltiplo de Dunnett (teste post hoc). Os dados recolhidos da observação clínica, da inflamação induzida pela carragenina, do edema auricular, da VHS, da hemoglobina, do peso corporal, do edema da pata e do estudo do óxido nítrico foram analisados estatisticamente para detetar diferenças na média, utilizando o teste t de Student. Os resultados são expressos como média ± SEM (erro padrão da média).

6. RESULTADOS:

Estudo de toxicidade aguda:

A toxicidade aguda, estudada no nosso laboratório, não mostrou sinais de toxicidade e mortalidade entre 30 e 3000 mg/kg, exceto algumas alterações como o aumento da taxa de respiração, tremores e depressão do SNC em doses mais elevadas numa observação de uma hora. Não foram observadas alterações no sinal e na mortalidade durante o estudo de catorze dias. Assim, a dose mais baixa do látex pode ser considerada segura. Portanto, foram usadas as doses mais baixas de 50, 100, 200 e 400 mg/kg do látex dissolvido em solução salina normal. As primeiras quatro doses foram selecionadas para o estudo dependente da dose e a dose mais elevada de 500 mg/kg (dez vezes a dose pequena) foi considerada para estudar os aspectos de segurança e toxicidade.

Edema da pata de rato induzido por FCA:

A indução do adjuvante completo de Freund revelou-se altamente eficaz na indução de monoartrite, tendo-se observado um aumento significativo ($p<0,01$) do volume da pata do rato desde a segunda semana até à 6th semana do estudo. A alteração no volume da pata na 5th e 6th semana do estudo foi de $1,8 \pm 0,11$ ($p<0,001$). Nos ratos tratados com óleo de arachies (controlo), o óleo de arachies não produziu alterações significativas no inchaço das articulações quando comparado com a pata tratada com solução salina. *O látex de Ficus glomerata Roxb* a 100 mg/kg inibiu significativamente ($p<0,05$) a alteração induzida pela FCA no volume da pata. Todas as doses do látex, juntamente com a indometacina, mostraram a inibição significativa ($p<0,001$) na alteração induzida pela FCA no volume da pata da segunda semana até o final do estudo. O resultado obtido nos grupos tratados com 50, 100, 200 mg/kg de látex foi quase igual aos resultados obtidos com os grupos tratados com indometacina.

O extravasamento azul de Evan:

Como mostrado na tabela-3, o óleo de arachis injetado na articulação tibiotársica de ratos de controle mostra $8,2 \pm 2,4$ µ/g de extravasamento de azul de evan. No grupo de ratos com FCA tratados isoladamente houve extravasamento significativo ($p<0,01$) de azul de Evan $19 \pm 3,0$ µ/g e % de aumento no extravasamento de azul de evans foi de 131. A quantidade de extravasamento de evan foi subsequentemente e significativamente reduzida em todos os grupos tratados com látex. A inibição dependente da dose da permeabilidade vascular foi observada com doses de 50, 100, 200 mg/kg de látex e a % de inibição foi de 42, 82 e 85, respetivamente, e a dose de segurança de 400 mg/kg e a dose de toxicidade de 500 mg/kg também reduziram significativamente ($p<0,001$) o extravasamento de azul de evan em $9,4 \pm 3,1$, a % de inibição da permeabilidade vascular foi de 51, quando comparada com os grupos tratados com FCA. No entanto, o tratamento dos animais com 100 e 200 mg/kg do látex mostraram resultados mais proeminentes 82 e 85 % de inibição da permeabilidade vascular respetivamente quando comparados com a indometacina 51%.

Síntese de óxido nítrico no soro:

Como mostrado na figura 1, o nível de óxido nítrico aumentou significativamente ($p<0,05$) a síntese de óxido nítrico no grupo de animais tratados com o adjuvante completo de Freund. Foi observada uma inversão significativa ($p<0,01$) do efeito do FCA na síntese de óxido nítrico sérico com o tratamento regular com uma dose única de indometacina. Quando os ratos artríticos foram tratados com a dose mais baixa de látex, o nível de óxido nítrico diminuiu significativamente ($p<0,001$) e foi quase inferior ao do grupo de animais normais. As outras doses (100, 200, 400 e 500 mg/kg do látex) reduziram significativamente ($p<0,01$) o nível sérico de óxido nítrico quando comparadas com o controlo. O efeito de reversão da dose de 100, 200 e 400 mg/kg do látex no aumento do nível de NO induzido pela FCA foi quase reduzido ao normal.

Peso corporal, hemoglobina e ESR:

Até à segunda semana do estudo, não se registaram alterações significativas no peso corporal em todos os grupos de animais. Foi observada uma redução significativa ($p<0,05$) do peso corporal nos ratos de controlo injectados com FCA nas semanas 5th e 6th do estudo. No entanto, os ratos de controlo cresceram regular e rapidamente, tendo sido observado um aumento significativo ($p<0,01$, $p<0,001$) do peso corporal a partir da terceira semana até à 6th semana do estudo. O tratamento com indometacina mostrou uma melhoria significativa ($p<0,05$, $p<0,01$) no peso corporal nas 5th e 6th semanas do estudo. No entanto, a dose de 50 mg/kg de látex não teve efeito significativo ($p < 0,05$) na alteração do peso corporal, como mostrado na tabela 5; 100 mg / kg de látex aumentaram significativamente ($p < 0,05$) o peso corporal na $6a^{th}$ semana do estudo. No entanto, a dose de 200 mg/kg mostrou seu efeito significativamente ($p<0,05$, $p<0,01$, $p<0,001$). As doses mais altas de 400 e 500 mg/kg mostraram um padrão diferente e efeitos variáveis no ganho de peso corporal, o que foi observado a partir da terceira semana do estudo.

No perfil hematológico, a administração de FCA na articulação tibiotársica afetou significativamente ($P <0,001$) esse perfil, reduzindo o nível de hemoglobina para $7,9 \pm 0,68$ de $16,8 \pm 0,072$ de ratos normais e a ESR $1,8 \pm 0,21$ (do normal) foi aumentada significativamente para 30 ± 2 (do controle). Todas as doses do látex selecionadas no estudo reduziram significativamente o aumento da ESR induzido pela FCA, exceto a dose de 500 mg/kg do látex. O resultado mais significativo e proeminente na ESR elevada foi obtido por 50, 200 e 400 mg/kg de dose do látex quando comparado à indometacina. O nível de hemoglobina melhorou significativamente ($p < 0,001$) em todas as doses do látex, exceto 500 mg/kg, significativamente ($p < 0,05$, $p < 0,01$) melhorou o nível de hemoglobina em comparação com ratos artríticos induzidos por FCA.

Teste de campo aberto:

Como mostra a tabela-5, os ratos do grupo de controlo tratados apenas com FCA mostraram uma diminuição gradual do comportamento ambulatório e foi significativa ($P<0,01$) na 6th semana do estudo, quando comparada com o comportamento ambulatório antes da indução da artrite. O tratamento com indometacina não tem efeito significativo na melhoria da condição de mobilidade, no entanto, os animais deste grupo diminuíram significativamente ($p<0,05$) o comportamento ambulatório até à 5th semana de estudo, mas causou a reversão completa do comportamento anti-ambulatório da artrite na 6th semana. O tratamento de ratos artríticos com uma dose de 100 mg/kg de látex mostrou uma melhoria significativa ($p<0,05$) no comportamento ambulatório desde a 1st semana até ao último dia do estudo. A dose tóxica de 500 mg/kg mostrou um aumento significativo no número de movimentos horizontais na 1st semana, mas não conseguiu manter seu efeito a partir da 2nd semana do estudo. O resultado da análise estatística não mostrou nenhuma diferença significativa no comportamento ambulatório de ratos artríticos quando tratados com 50, 200 e 400 mg/kg de dose de látex.

Os resultados previstos na tabela-6 mostraram uma diminuição gradual da atividade espontânea no grupo de controlo de animais, uma vez que o comportamento de criação dos ratos artríticos diminuiu significativamente ($P<0,05$) a partir da 3rd semana até à última semana do estudo. O tratamento com indometacina e látex não mostrou alterações significativas no comportamento de criação dos ratos artríticos ao longo do estudo.

Os dados apresentados no quadro 7 representam a atividade de limpeza dos ratos artríticos. Os resultados obtidos por este estudo são completamente variáveis em termos de grupo de controlo e de tratamento dos animais.

O tempo de latência para explorar em ratos artríticos induzidos por FCA mostrou um atraso gradual e significativo ($p<0,05$) na capacidade de exploração. O tratamento de ratos artríticos com indometacina durante 42 dias mostrou uma diminuição apreciável e significativa do tempo de latência para explorar o campo aberto. O tratamento de ratos artríticos induzidos por FCA com todas as doses de látex melhorou significativamente a condição, diminuindo o tempo de latência para explorar o campo aberto de 1st semana para todo o estudo (tabela-8).

O efeito angiogénico e ansiolítico do tratamento em ratos artríticos induzidos por FCA foi estudado considerando a frequência de micção e defecação em cinco minutos de comportamento exploratório e os resultados são apresentados na tabela-9. A administração de FCA induziu significativamente um comportamento ansiogénico ($p<0,05$) em 3rd semanas do estudo até à conclusão, quando comparado com o grupo de animais normais. O tratamento com indometacina não teve efeito significativo até a primeira semana do estudo.

No entanto, demonstrou um efeito ansiolítico significativo ao diminuir a frequência de micção e defecação de 2nd semana a 6th semana do estudo. Foi observada uma diminuição significativa (P<0,05) da frequência de micção e defecação com o tratamento de todas as doses de látex a partir da 1st semana do estudo (tabela-9).

Histologia:

Foi observada uma infiltração significativa de mediadores inflamatórios na pele, tecido articular, articulação e também destruição da cartilagem, bem como sinovite em todos os animais do grupo de controlo tratados apenas com FCA. A análise estatística do escore total pelo teste do qui-quadrado mostrou uma diminuição significativa (p<0,05) no escore histopatológico total em todos os grupos de tratamento com látex, exceto 50 mg/kg. O tratamento com indometacina reduziu significativamente (p < 0,05) o escore histopatológico total (tabela 10).

Radiografia:

A radiografia da extremidade inferior do grupo de animais injectados com FCA mostrou deformações e anomalias nos dedos dos pés. O tratamento de ratos artríticos induzidos por FCA com látex de *Ficus glomerata* Roxb e indometacina restaurou a arquitetura normal, exceto na dose de 50 mg/kg do látex.

Edema da pata de rato induzido por carragenina:

A administração de carragenina a 1% na pata do rato aumentou significativamente (p<0,05, p<0,01, P<0,001) e gradualmente o volume da pata de 1st hora a 5th horas do estudo quando comparado com o normal. A dose de 10 mg/kg de indometacina inibiu significativamente (p<0,05, (p<0,01) o aumento do volume da pata induzido pela carragenina de 2nd hora a 5th hora do estudo. O tratamento dos ratos albinos Wistar com o látex de *Ficus glomerata* Roxb inibiu significativamente (p<0,05, p<0,01, p<0,001) o volume da pata do rato induzido pela carragenina a partir de 1st hora e manteve o seu efeito estável até à conclusão do estudo. Esses resultados foram melhores do que os obtidos com o tratamento com indometacina, pois 42, 55, 66, 71 e 68 v/s 37, 45, 6, 50 e 61% de inibição foram observados em 1st, 2nd, 3rd, 4 e 5th horas, respetivamente, e nenhum efeito significativo foi observado na inflamação induzida por carragenina em doses mais baixas (50 e 100 mg/kg) do látex. As doses mais elevadas (400 e 500 mg/kg) consideradas no estudo mostraram ambos os efeitos anti-inflamatórios. A dose de 500 mg/kg do látex não mostrou nenhum efeito significativo na 1st hora do estudo, mas mostrou uma atividade pró-inflamatória proeminente da 2nd hora à 5ª hora do estudo. No entanto, a dose de 400 mg/kg de látex mostrou um efeito anti-inflamatório significativo (p<0,05) às 2nd e 3rd horas e uma atividade pró-inflamatória às 4th e 5th horas do estudo.

Edema auricular em ratinhos:

A aplicação de xileno aumentou significativamente (P<0,001) o peso da orelha dos camundongos ao induzir o edema semelhante ao estudo anterior. O tratamento com todas as doses de látex selecionadas no presente estudo protegeu significativamente do efeito do xileno e a porcentagem de proteção foi quase igual ao efeito da indometacina, exceto a dose mais alta (500 mg/kg) do estudo. Tabela 12

Quadro 1

Toxicidade aguda do *látex de Ficus glomerata Roxb* em ratinhos albinos suíços

Droga: *Látex de Ficus glomerata roxbDose* : 30- 3000 mg/kg, p.o.

Espécies: Rato-suíçoDuração :15 dias

Drug & dose	Toxicity		Time of death	Observations										
	Onset	Stop		Skin & fur	Eyes	Resp	CNS	Tre	Con	Sali	Diah	Sleep	Leth	Coma
Latex (30 mg/kg, p. o.)	×	×	×	×	×	×	×	×	×	×	×	×	×	×
Latex (300 mg/kg, p. o.)	×	×	×	×	×	×	×	×	×	×	×	×	×	×
Latex (3000 mg/kg, p.o.)	×	×	×	×	×	●	‡	†	×	×	×	»	×	×

×= Negative † = Light tremor » = Sleep ● = Respiration rate increased ‡ = Depression.

Tre: tremores; Sali: salivação; Diah: Diarreia, Leth: Letargia; Con: Convulsão; Resp: Resp: Respiração.

Quadro 2

Efeito do *látex de Ficus glomerata Roxb* no edema da pata do rato induzido por FCA

Tratamento e dose	Edema da pata (ml)						
	0 semana	1st semana	2nd semana	3rd semana	4ª semana	5th semana	6th semana
Normal	0.025 ± 0.017	0.68± 0.16	0.23± 0.049	0.092 ± 0.017	0.052 ± 0.018	0.028 ± 0.0097	0.025 ± 0.011
Controlo	0.058 ± 0.029	0.92± 0.12*	1.4± 0.12***	1.7± 0.067 ***	1.7± 0.075***	1.8± 0.11 ***	1.8± 0.11***
Indometacina (10mg/kg, p.o.)	0.042 ± 0.0054	0.90± 0.05	0.63± 0.10 ***	0.53± 0.076 ***	0.26± 0.032 ***	0.2± 0.022***	0.18± 0.022 ***
Látex (50 mg/ kg, p.o.)	0.068 ± 0.019	0.61 ± 0.11	0.52± 0.088 ***	0.45± 0.076 ***	0.42± 0.074***	0.32± 0.048 ***	0.22± 0.045 ***
Látex (100 mg/ kg p.o.)	0.032± 0.0079	0.62± 0.068*	0.51 ± 0.084***	0.4± 0.051 ***	0.31 ± 0.043 ***	0.23± 0.024 ***	0.16± 0.021 ***
Látex (200 mg/ kg, p.o.)	0.06± 0.021	0.73± 0.056	0.53± 0.043 ***	0.44± 0.02***	0.32± 0.039***	0.24± 0.028 ***	0.17± 0.027 ***
Látex (400 mg/ kg, p.o.)	0.033 ± 0.016	0.91 ± 0.02	0.87± 0.018	0.74± 0.061 ***	0.56± 0.046***	0.43± 0.04 ***	0.35± 0.03***
Látex (500 mg/ kg, p.o.)	0.058 ± 0.017	0.96± 0.085	0.77± 0.049 ***	0.63± 0.071***	0.53± 0.033 ***	0.35± 0.042 ***	0.25± 0.035 ***

O efeito do látex no aumento do edema da pata do rato induzido pela FCA foi estudado todas as semanas utilizando o pletismómetro UGO-BASILE. A alteração do volume da pata foi calculada a partir da diferença entre o volume da pata injectada com FCA e o volume normal. Os dados recolhidos no presente estudo são expressos em média ± SEM e analisados pelo teste t de Student. O grupo injetado com FCA foi comparado com o grupo injetado com óleo de arachis e o grupo tratado com látex e indometacina foi comparado com o grupo injetado com FCA para se chegar a uma conclusão. O valor de p inferior a 0,05 foi considerado significativo. * P < 0,05 *** P < 0,001.

Quadro 3

Efeito do *látex de Ficus glomerata Roxb* na infiltração articular induzida pelo azul de Evan induzida pelo FCA

Tratamento	Concentração de azul de Evans em (µg/g) na almofada de gordura	% de inibição da infiltração
Normal	8.2±2.4	
Controlo	19±3.0**	
Indometacina (10mg/kg,p.o.)	9.4±3.1***	51
Látex (50 mg/kg, p.o.)	11 ±7.4**	42
Látex (100 mg/kg, p.o.)	3.4±4.3***	82
Látex (200 mg/kg, p.o.)	2.8±3.1***	85
Látex (400 mg/kg, p.o.)	11±9.0	42
Látex (500 mg/kg, p.o.)	8.8 ± 5.6***	58

Efeito do *látex* na infiltração articular induzida pelo azul de Evans induzido pela FCA. O azul de Evans foi injetado por via intravenosa no 42nd dia do estudo, os ratos foram sacrificados quatro horas após a administração do azul de Evans, a absorvância do fluido foi lida utilizando o espetrofotómetro UV-Vis a 564 nm. Os dados recolhidos no presente estudo são expressos como média ± SEM e analisados pelo teste t de Student. O grupo injetado com FCA foi comparado com o grupo injetado com óleo de arachis e o grupo tratado com látex e indometacina foi comparado com o grupo injetado com FCA para se chegar a uma conclusão. O valor de p inferior a 0,05 foi considerado significativo. * $P < 0,05$ ** $P < 0,01$ *** $P < 0,001$.

Quadro 4

Efeito do *látex de Ficus glomerata Roxb* na síntese de óxido nítrico no soro induzida por FCA

Animal Não	Normal	Controlo	Padrão (Indometacina 10 mg/kg, p.o.)	Látex (mg/kg,p.o) 50	100	200	400	500
1	6	9	6.5	6	6	6	6	6.5
2	5.5	9.5	6.5	8	5.5	6.5	5.5	8
3	6	9.5	6	5	5.5	8	10	9
4	5	13	5.5	5.5	6	5.5	4	7.8
5	6.5	13.5	6	4	6.5	6.5	4	7.8
6	5.8	11	6.1	4	5.9	6.5	5.9	7.8
Média	5.8	11**	6.1**	5.4***	5.9**	6.5**	5.9**	7.8*
SD	0.57	2.2	0.42	1.5	0.42	0.84	2.5	1.3
SEM	0.25	0.97	0.19	0.61	0.19	0.34	1.1	0.73
valor t		6.27	5.99	5.51	6.24	5.13	4.19	3.63

Efeito do *látex* na síntese de óxido nítrico sérico induzida pela FCA Os dados recolhidos no presente estudo são expressos em média ± SE e analisados pelo teste t de Student. O grupo injetado com FCA foi comparado com o grupo injetado com óleo de arcos e o grupo tratado com látex e indometacina foi comparado com o grupo injetado com FCA para se chegar a uma conclusão. O valor de p é inferior a 0,05 foi considerado significativo. * $P < 0,05$ ** $P < 0,01$ *** $P < 0,001$.

Tabela -5

Efeito do *látex de Ficus glomerata Roxb* na alteração da VHS, Hb e peso corporal induzida pela FCA

Tratamento e dose	VSG (mm/hr)	Hb (gm%)	Peso corporal em (g)						
			0 semana	1st semana	2nd semana	3rd semana	4th semana	5th semana	6th semana
Normal	1.8± 0.21	16.8± 0.072	171 ± 1.9	171 ± 11.9	188± 5.27	221± 7.7**	233± 8.33 **	246± 7.7***	246± 7.7***
Controlo	30± 2***	7.9± 0.68***	247± 16.7	247± 16.7	225± 17	221± 12	213± 10.	200± 11*	192± 14*
Indometacina (10 mg/kg, p.α)	9.0± 0.70***	12± 0.33**	192± 12.4	192± 12.4	192± 12.4	196± 7.68	208± 8.33 s	229± 7.68*	240± 5.00**
Látex (50 mg/ kg, p.o.)	5.33± 1.58***	13 ± 0.49***	204± 11.9	204± 7.68	204± 7.68	208± 8.3	211± 6.51	217± 5.27	229± 7.68
Látex (100 mg/kg p.o.)	11.8± 1.10***	10± 0.60*	208± 16.7	208± 16.7	217± 8.33	217± 11	233± 8.33	243± 6.01	258± 8.33*
Látex (200 mg/kg, p.o.)	5.17±0.6 01***	12± 0.85**	183± 12.4	183± 12.4	197± 17.4	217± 5.27*	223± 6.92*	245± 7.07**	263± 5.59 ***
Látex (400 mg/kg, p.o.)	7.75± 0.834***	10± 0.39*	188± 14.1	188± 14.1	192± 10.5	208± 8.33*	229± 7.68*	233± 8.33	242± 5.27**
Látex (500 mg/kg, p.o.)	18.0± 1.29***	7.7± 0.50	217± 12.4	217± 12.4	97± 11.7	183± 18*	179± 7.68*	208± 5.27	217± 16.7

O efeito do látex na alteração da VHS e da Hb induzida pela FCA foi estudado em 42nd dias de estudo. A alteração do peso corporal dos ratos foi registada semanalmente. O sangue foi colhido da região retro-orbital do rato no 42nd dia; a VHS e a Hb foram estimadas com uma pipeta de Westergern e um hemómetro Sahli' s. Os dados recolhidos foram analisados pelo teste t de Student. O grupo de controlo foi comparado com o grupo normal e os grupos de tratamento foram comparados com o grupo de controlo. Expressos como média ± SEM, o valor de P menor que 0,05 foi considerado significativo. * P < 0,05 ** P < 0,01 *** P < 0,001

Quadro 6

Efeito do *látex de Ficus glomerata Roxb* nas alterações do comportamento ambulatório induzidas pela FCA em ratos

Tratamento e dose	Ambulatório						
	0 semana	1st semana	2nd semana	3rd semana	4th semana	5th semana	6th semana
Normal	33± 10	38± 10	32± 7.9	20± 8.4	35± 13	18± 8.1	18± 5
Controlo	65± 19	39± 9.3	44± 11	68± 6.4	37± 6.6	38± 10	15± 22**
Indometacina (10mg/kg, p.o.)	43± 10	32± 6.2	31 ± 7*	36± 9.5	35± 8.1	32± 6.9*	48± 11
Látex (50 mg/ kg, p.o.)	54± 9.9	41 ± 6.4	37± 15	38± 7.4	48± 10	41 ± 9.8	41± 4.1
Látex (100 mg/ kgp.o.)	25± 7.3	41 ± 13*	42± 9.6 **	38± 9.9**	46± 11**	39± 10	46± 11**
Látex (200 mg/kg, p.o.)	36± 6.3	39± 9.3	55± 6.6	35± 11	42± 9.6	39± 6.7	44± 11
Látex (400 mg/kg, p.o.)	58± 5	66± 10	61 ± 4.8	63± 7	42± 9.6	33± 5.4	54± 15
Látex (500 mg/kg, p.o.)	42± 3.2	75± 11 *	42± 10	44± 11	51 ± 9.9*	33± 6.7*	31± 7.6*

Efeito do *látex* na alteração induzida pela FCA no comportamento ambulatório. A alteração dos sinais comportamentais do rato foi registada semanalmente. Os dados recolhidos foram analisados através de uma análise de variância unidirecional seguida do teste de gama múltipla de Dennett. A alteração do comportamento do animal em cada semana foi comparada com o comportamento na semana 0 do estudo do respetivo grupo para se chegar a uma conclusão. Os resultados são expressos como média ± SEM, o valor de P inferior a 0,05 foi considerado significativo. * P<0,05 ** P< 0,01

Quadro 7

Efeito do *látex de Ficus glomerata Roxb* nas alterações do comportamento de criação induzidas pela FCA

Tratamento e dose	**Rearing**						
	0 semana	**1st semana**	**2nd semana**	**3rd semana**	**4th semana**	**5th semana**	**6th semana**
Normal	12± 2.2	7.3± 2.9	14± 1.5	5.7± 1	6.2± 1.6	3.7± 0.67**	3.7± 0.67**
Controlo	12± 1.9	12± 3.1	9.7± 1.8	6.3± 0.76*	7.7± 1.4 *	3.2± 0.6**	3.8± 0.65**
Indometacina (10mg/kg, p.o.)	11 ± 1.9	6.3± 2.1	9.5± 1.9	5.2± 1.6	6.8± 2	8.7± 2.2	12± 1.9
Látex (50 mg/ kg, p.o.)	13± 2.3	11 ± 0.85	13± 3.6	11 ± 3.4	14± 3.6	12± 1.3	9.8± 1.8*
Látex (100 mg/ kgp.o.)	12± 3.5	2.8± 0.7**	10± 1.8	12± 3.8	12± 3.2	12± 2.4	13± 3.1
Látex (200 mg/kg, p.o.)	6.3± 0.99	12± 3.4	12± 1.6	11 ± 4.1	13± 3.7	11 ± 3.6	11± 3.1
Látex (400 mg/ kg, p.o.)	14± 1.1	7.3± 1.4	13± 1.2	11 ± 2.3	9.7± 2.1	8.8± 1.3	9.5± 2.6
Látex (500 mg/kg, p.o.)	11 ± 1.4	16± 2.1	11 ± 0.95	9.5± 1.1	11 ± 1.7	7± 0.93*	5.8± 0.65**

Efeito do *látex* na alteração induzida pela FCA no comportamento de criação. A alteração dos sinais comportamentais do rato foi registada semanalmente. Os dados recolhidos foram analisados através de uma análise de variância unidirecional seguida do teste de intervalo múltiplo de Dunnett. A alteração do comportamento dos animais em cada semana foi comparada com o comportamento na semana 0 do estudo do respetivo grupo para se chegar a uma conclusão. Os resultados são expressos como média ± SEM, o valor de P inferior a 0,05 foi considerado significativo. *P< 0,05 ** P< 0,01

Quadro 8

Efeito do *látex de Ficus glomerata Roxb* nas alterações induzidas pelo FCA no comportamento de grooming em ratos

Tratamento e dose	**Tosquia**						
	0 semana	**1st semana**	**2nd semana**	**3rd semana**	**4th semana**	**5th semana**	**6th semana**
Normal	3.5 ± 1.1	4.2± 0.87	4.8± 0.5**	1.3± 0.21**	2.5± 0.56	1.5± 0.56	1.2± 0.31**
Controlo	2.7± 0.56	1.5± 0.43**	5.8± 0.6*	2.2± 0.7	3.2± 0.54	1.8± 0.3 **	2± 0.26**
Indometacina (10mg/kg, p.œ)	2.0± 0.82	2.3± 0.42	3.7± 0.8	1.8± 0.8	2.2± 0.31	1.8± 0.31	2± 0.26
Látex (50 mg/ kg, p.o.)	2.5± 0.34	3.5 ± 0.67	1.2± 0.3**	3± 0.5**	1.8± 0.31**	1.7± 0.33 **	0.83± 0.31**
Látex (100 mg/ kgp.o.)	1.5± 0.34	2.8± 0.87	3.7± 0.6*	2 ± 0.37**	1.5± 0.22	3± 1	1.3± 0.33
Látex (200 mg/kg, p.o.)	2.2± 0.48	8± 1.2	4.2± 0.8	3± 0.68	3± 0.86	2.5± 0.22 **	2± 0.89
Látex (400 mg/kg, p.o.)	2.7± 1.1	2.7± 0.42**	3.3± 0.4**	3± 0.9	3± 0.86	1.2± 0.17**	2± 0.26**
Látex (500 mg /kg, p.o.)	2.5± 0.43	5± 0.82	2.8± 0.4	2.5± 0.23	2.2± 0.31*	1.2± 0.17**	1.7± 0.21**

Efeito do *látex* na alteração induzida pela FCA no comportamento de limpeza. A alteração dos sinais comportamentais do rato foi registada semanalmente. Os dados recolhidos foram analisados através de uma análise de variância unidirecional com o teste de intervalo múltiplo de Dunnett por comparação com o controlo. Para determinar a significância estatística, os dados foram expressos como média ± SE. O valor de p inferior a 0,05 foi considerado significativo

Tabela-9

Efeito do *látex de Ficus glomerata Roxb* nas alterações induzidas pela FCA no tempo de latência para explorar em ratos

Tratamento e dose	Tempo de latência para explorar						
	0 semana	1st semana	2nd semana	3rd semana	4th semana	5th semana	6th semana
Normal	2.5± 0.81	3± 0.82	2.7± 0.49	2.7± 0.5	1.7± 0.21**	1.7± 0.21**	1.8± 0.8**
Controlo	2.8± 0.48	3.3± 0.61	2.7± 0.49	4.2± 0.70*	5.3 ± 1.0*	3.2± 0.7*	3.3± 1.5*
Indometacina (10 mg/kg, p.o.)	7.67± 2.03	2.7± 0.88*	2± 0.37*	1.5± 0.22 **	1.5± 0.22**	1.3± 0.21**	1.5± 0.84**
Látex (50 mg/ kg, p.o.)	5.8± 0.60	3.2± 0.4 **	2± 0.26**	1.8± 0.31**	2.3± 0.42**	1.8± 0.31**	1.2± 0.41**
Látex (100 mg/kg p.o.)	5.5± 1.1	3.3± 0.95	1.3± 0.21**	1.8± 0.31**	1.3± 0.21**	1.3± 0.21**	1.3± 0.21**
Látex (200 mg/ kg, p.o.)	1.8± 0.31	4± 0.58	1.8± 0.31**	2± 0.37*	2.5± 1	1.3± 0.21**	1.2 0.17
Látex (400 mg/ kg, p.o.)	3.3± 0.49	4± 1.1	1.8± 0.40**	2± 0.63	1.7± 0.49**	2.3± 0.4 **	1.2± 0.17**
Látex (500 mg/ kg, p.o.)	3.2± 0.48	2.2± 0.48**	2.3± 0.42**	2.2± 0.4**	2.2± 0.4 **	2± 0.26**	1.2± 0.17**

Efeito do *látex* na alteração induzida pela FCA no tempo de latência para explorar. A alteração dos sinais comportamentais do rato foi registada semanalmente. Os dados recolhidos foram analisados através de uma análise de variância unidirecional seguida do teste de gama múltipla de Dennett, por comparação com o controlo. Para determinar a significância estatística, os dados foram expressos em média ± SE. O valor de P inferior a 0,05 foi considerado significativo * P < 0,05 ** P< 0,01

Tabela-10

Efeito do *látex de Ficus glomerata Roxb* na ansiedade induzida por FCA em ratos

Tratamento e dose	Micção e defecação													
	0 semana		1st semana		2nd semana		3rd semana		4a semana		5th semana		6th semana	
	Urina	Defecação	Urina	Defe catio n	Urina	Defecação	Urina	Defeca ção	Urina	Defe catio n	Urina ç ã o	Defecação	Urina ç ã o	Defecação
Normal	0.83 ± 0.31	2± 0.52	0.17± 0.17	2± 0.37	1.2± 0.17	2.2± 0.31	0.83 ± 0.31	0.17 ± 0.17	0.17 ± 0.17	0	0.67 ± 0.21	0	0.17± 0.17	0.5± 0.2
Controlo	0.67 ± 0.21	2.5± 0.81	0.17± 0.17	1.5± 0.43	1 ± 0	2.0± 0.52	0.83± 0.31	1.5± 0.43*	1± 0.26*	2.7± 0.67 *	0.83 ± 0.17*	1.5± 0.43*	0.83 ± 0.17*	1.5± 0.43*
Indometacina (10mg/kg, p.⅛)	0.67 ± 0.21	1.0 ± 0.26	0.17± 0.17	0.17 ± 0.17	0*	0.5± 0.34*	0.33 ± 0.21*	0.83 ± 0.40*	0.17 ± 0.17	0.33 ± 0.21 *	0.17± 0.17*	0.5± 0.22*	0.17 ± 0.17 *	0.33± 0.21*
Látex (50 mg/ kg, p. d°	0.67 ± 0.21	1.3± 0.56	0.83 ± 0.31*	0	0.50 ± 0.22*	0.33 ± 0.21*	0.17± 0.17	0.17 ± 0.17 *	0.17 ± 0.41	0*	0*	0.17 ± 0.17 *	**0.33±** 0.21*	0.17 ± 0.17*
Látex (100 mg/kg p.o.)	0.67 ± 0.21	1.2± 0.4	0.17± 0.17	0.17 ± 0.17 *	0*	0.5± 0.34*	0.33 ± 0.21*	0.17 ± 0.17**	0.17 ± 0.41	0.17 ± 0.17	0*	0*	**0.33±** 0.21*	0*
Látex (200 mg/kg, p.o.)	0.33 ± 0.18*	1.2± 0.48	0.33 ± 0.18*	0.33 ± 0.21 *	0.17 ± 0.17*	1.0± 0.37*	0.17± 0.17*	0.5± 0.22*	0*	0.50 ± 0.22	0.17± 0.17	0.50 ± 0.22	0*	0.33± 0.21*
Látex (400 mg/kg, p.o.)	0.5± 0.34	1.3± 0.8	0*	0.17 ± 0.17	0.33 ± 0.21*	0.17± 0.17*	0.33 ± 0.21*	0.67 ± 0.33*	0.17 ± 0.41	0.5± 0. 22	0.17± 0.41	0.50 ± 0.22* *	0.33± 0.52*	0.5± 02*
Látex (500 mg/kg, p.o.)	0.67± 0.21	1.2±0. 4	0.33± 0.21*	1.8± 0.6	0.67± 0.21*	0.17± 0.17*	0.33± 0.21*	0.5± 0.22*	0.5± 0.22*	0.5± 0.22	0.33± 0.21	0.33± 0.21*	0.33± 0.21*	0*

Efeito do *Late* na alteração induzida pela FCA na ansiedade (micção e defecação). A alteração dos sinais comportamentais do rato foi registada com base. Os dados recolhidos foram comparados com o controlo na respectiva semana do estudo, analisados por análise de variância unidirecional com teste de intervalo múltiplo por comparação com o controlo, para determinar o significado estatístico e expressos como média ± SE. O valor de p inferior a foi considerado significativo

Tabela-11

Efeito do *látex de Ficus glomerata Roxb* na classificação histopatológica das articulações induzida por FCA

Tratamento e dose	**Pontuação da gravidade da inflamação artrítica**					
	Infiltrado (pele e tecido)	**Dence Infiltration**	**Sinovite**	**Infiltrar (articulação)**	**Destruição da cartilagem**	**Total**
Normal						
Controlo	1	2	3	4	5	15*
Indometacina (10mg/kg, p.o.)	1		3			3*
Látex (50 mg/ kg, p.o.)	1	2	3	4		10
Látex (100 mg/ kgp.o.)	1		3			6*
Látex (200 mg / kg, p.o.)			3			3*
Látex (400 mg/ kg, p.o.)	1		3			4*
Látex (500 mg/ kg, p.o.)	1		3			4*

Efeito do látex na pontuação histológica da articulação induzida por FCA. Os dados foram recolhidos a partir de lâminas histológicas, o grupo de controlo foi comparado com o normal e o grupo de tratamento foi comparado com o controlo através do teste do qui-quadrado. O valor de P inferior a 0,05 foi considerado significativo. * $P<0.05$

Tabela-12

Efeito do *látex de Ficus glomerata Roxb* no edema da pata do rato induzido por carragenina

Tratamento	0h	1st h	2nd h	3rd h	4th h	5th h
	Volume da pata (ml)	Volume da pata (ml)	Volume da pata (ml)	Volume da pata (ml)	Volume da pata (ml)	Volume da pata (ml)
Normal	0.035±0.0024	0.040±0.001	0.032±0.0008	0.029±0.0032	0.025±0.0042	0.025± 0.0055
Controlo	0.057 ±0.011	0.19 ±0.032*	0.29 ±0.038*	0.35±0.035**	0.34±0.046**	0.44± 0.022***
Indometacina (10 mg/kg,p.o.)	0.097 ± 0.026	0.12 ±0.021	0.16 ±0.015*	0.19±0.023**	0.17 ±0.036*	0.17 ±0.037*
Látex (50 mg/kg, p.o.)	0.063 ±0.011	0.15 ±0.014	0.24 ±0.013	0.31 ±0.020	0.31 ±0.015	0.29 ± 0.020
Látex (100 mg/kg, p.o.)	0.13 ±0.023	0.16 ±0.012	0.22 ± 0.046	0.25 ±0.015*	0.25 ±0.011	0.27 ±0.041
Látex (200 mg/kg, p.o.)	0.13 ±0.036	0.11 ±0.038*	0.13± 0.020**	0.12 ±0.031***	0.1 ±0.038**	0.10 ±0.035 ***
Látex (400 mg/kg, p.o.)	0.037 ± 0.003	0.14 ±0.029	0.09± 0.0060**	0.19 ±0.013 **	0.35 ±0.051	0.49 ± 0.089
Látex (500 mg/kg, p.o.)	0.17 ±0.043	0.19 ±0.056	0.30 ±0.056	0.47 ±0.10	0.58 ±0.12	0.61 ±0.14

O efeito do *látex* no aumento do volume da pata do rato induzido pela carragenina foi estudado de 0 a 5th horas. Os dados recolhidos no presente estudo são expressos em média ± SE e analisados pelo teste t de Student. O grupo de controlo foi comparado com o grupo normal e os grupos de tratamento foram comparados com o grupo de controlo. A % de inibição do volume da pata foi calculada considerando o volume normal da pata como 100%. O valor de p inferior a 0,05 foi considerado significativo. * P < 0,05 ** P < 0,01 *** P < 0,001

Figura-I

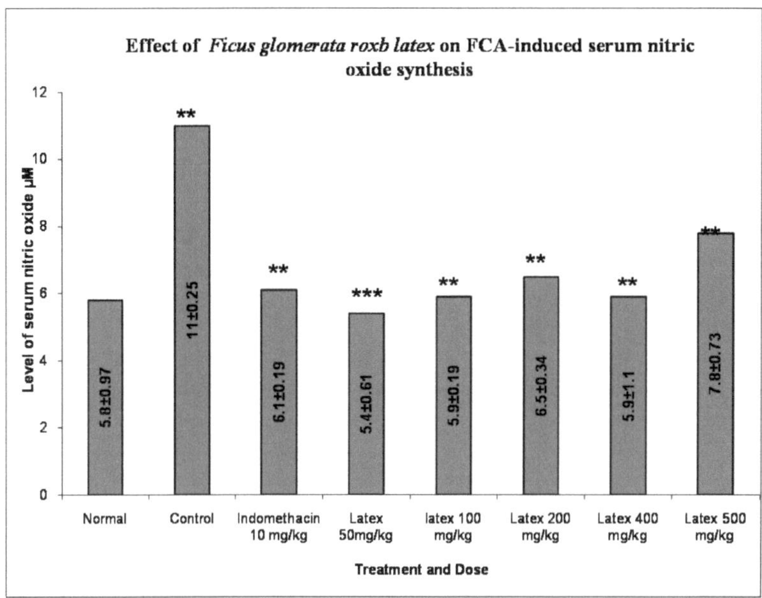

Efeito do *látex* na síntese de óxido nítrico no soro induzida pela FCA. Os dados recolhidos no presente estudo são expressos em média ± SE e analisados pelo teste t de Student. f O grupo de controlo foi comparado com o grupo normal e os grupos de tratamento foram comparados com o grupo de controlo para se chegar a uma conclusão. O valor de p inferior a 0,05 foi considerado significativo. * P< 0,05 ** P< 0,01 *** P < 0,001.

Tabela-13

Efeito do *látex* de Ficus *glomerata Roxb* no edema auricular induzido por xileno em ratinhos

Tratamento	Peso do edema (mg)	% Proteção
Normal ((2 ml/kg,)	0.28±0.03	
Controlo (2 ml/kg,)	2.4±0.26***	
Indometacina (10 mg/kg, p.o.)	0.88±0.17**	63
Látex (50 mg/kg, p.o.)	1.0±0.19**	58
Látex (100 mg/kg, p.o.)	0.95±0.12**	60
Látex (200 mg/kg, p.o.)	1.0±0.19**	58
Látex (400 mg/kg, p.o.)	1.3±0.16**	45
Látex (500 mg/kg, p.o.)	1.9±0.13	20

O efeito do látex no edema auricular induzido pelo xileno foi estudado como parte da ilustração do mecanismo de ação do látex e do fármaco administrado meia hora antes da aplicação tópica do xileno. Ambas as orelhas foram separadas e furadas com uma broca de 8 mm de diâmetro. A diferença de peso entre a orelha tratada e a orelha normal é representada como média ± SEM e analisada pelo teste "t" de Student. O grupo de controlo foi comparado com o grupo normal e os grupos de tratamento foram comparados com o grupo de controlo. Para chegar à conclusão, o valor de P inferior a 0,05 foi considerado significativo. ** P< 0.01. * P ***P < 0,001

Tabela-11 Resumo dos principais achados clínicos

	Treatment	0 week	1st Week	2nd week	3rd week	4th week	5th week	6th week	
Paw volume	Normal	↑↓	↑	↓	↓	↓	↓	↓	
	Control	↑↓	↑*	↑*	↑*	↑*	↑*	↑*	
	Indomethacin	↑↓	↑	↓*	↓*	↓*	↓*	↓*	
	Latex 50 mg	↑↓	↑	↓*	↓*	↓*	↓*	↓	
	Latex 100 mg	↑↓	↑*	↓*	↓*	↓*	↓*	↓*	
	Latex 200 mg	↑↓	↑	↓*	↓*	↓*	↓*	↓	
	Latex 400 mg	↑↓	↑	↓	↓*	↓*	↓*	↓*	
	Latex 500 mg	↑↓	↑	↓*	↓*	↓*	↓*	↓*	
Vascular permeability & Serum nitric oxide		--	--	--	--	--	--	V.P	N.O
	Normal							↑↓	↑↓
	Control	--	--	--	--	--	--	↑*	↑*
	Indomethacin	--	--	--	--	--	--	↓*	↓*
	Latex 50 mg	--	--	--	--	--	--	↓*	↓*
	Latex 100 mg	--	--	--	--	--	--	↓*	↓*
	Latex 200 mg	--	--	--	--	--	--	↓*	↓*
	Latex 400 mg	--	--	--	--	--	--	↓	↓*
	Latex 500 mg	--	--	--	--	--	--	↓*	↓*
Body weight	Normal	↑↓	0	↑	↑*	*↑	↑*	↑*	
	Control	↑↓	0	↓	↓	↓	↓*	↓*	
	Indomethacin	↑↓	0	0	↑	↑	↑*	↑*	
	Latex 50 mg	↑↓	0	0	↑	↑	↑	↑	
	Latex 100 mg	↑↓	0	↑	↑	↑	↑	↑*	
	Latex 200 mg	↑↓	0	↑	↑*	↑*	↑*	↑*	
	Latex 400 mg	↑↓	0	↑	↑*	↑*	↑	↑*	
	Latex 500 mg	↑↓	0	↓	↓	↓*	↑*	↑	
ESR, Hemoglobin								ESR	Hb
	Normal	--	--	--	--	--	--	↑↓	↑↓
	Control							↑*	↓*
	Indomethacin	--	--	--	--	--	--	↓*	↑*
	Latex 50 mg	--	--	--	--	--	--	↓*	↑*
	Latex 100 mg	--	--	--	--	--	--	↓*	↑*
	Latex 200 mg	--	--	--	--	--	--	↓*	↑*
	Latex 400 mg	--	--	--	--	--	--	↓*	↑*
	Latex 500 mg	--	--	--	--	--	--	↑*	↓
Histopathology	Normal	--	--	--	--	--	--	0	
	Control	--	--	--	--	--	--	↑*	
	Indomethacin	--	--	--	--	--	--	↓*	
	Latex 50 mg	--	--	--	--	--	--	↓	
	Latex 100 mg	--	--	--	--	--	--	↓*	
	Latex 200 mg	--	--	--	--	--	--	↓*	
	Latex 400 mg	--	--	--	--	--	--	↓*	
	Latex 500 mg	--	--	--	--	--	--	↓*	

↑ = Increase ↓ = Decrease ↑↓ = No change ↑* = Significant increase ↓* = significant decrease
-- = No observation 0 = No change

Quadro 15: Resumo das principais conclusões comportamentais

Parameter	**Treatment**	**0 week**	**1st Week**	**2nd week**	**3rd week**	**4th week**	**5th week**	**6th week**
Ambulatory	Normal	↑↓	↑	↓	↓	↓	↓	↓
	Control	↑↓	↓	↓	↑	↓	↓	↓*
	Indomethacin 10 mg	↑↓	↓	↓	↓	↓	↓*	↑
	Latex 50 mg	↑↓	↓	↓	↓	↓	↓	↓
	Latex 100 mg	↑↓	↑*	↑*	↑*	↑*	↑	↑*
	Latex 200 mg	↑↓	↑	↑	↓	↑	↑	↑
	Latex 400 mg	↑↓	↑	↑	↑	↓	↓	↓
	Latex 500 mg	↑↓	↑	0	↑	↑*	↓*	↓*
Rearing	Normal	↑↓	↓	↑	↓	↓	↓*	↓*
	Control	↑↓	0	↓	↓*	↓*	↓*	↓*
	Indomethacin 10 mg	↑↓	↓	↓	↓	↓	↓	↑
	Latex 50 mg	↑↓	↓	0	↓	↑	↓	↓*
	Latex 100 mg	↑↓	↓*	↓	0	0	0	↑
	Latex 200 mg	↑↓	↑	↑	↑	↑	↑	↑
	Latex 400 mg	↑↓	↓	↓	↓	↓	↓	↓
	Latex 500 mg	↑↓	↓	0	↓	0	↓*	↓*
Grooming	Normal	↑↓	↑	↑*	↓*	↓	↓	↓*
	Control	↑↓	↓*	↑*	↓	↓	↓*	↓*
	Indomethacin 10 mg	↑↓	↑	↑	0	0	↑	↑
	Latex 50 mg	↑↓	↑	↓*	↑*	↓*	↓*	↓*
	Latex 100 mg	↑↓	↑	↑	↑*	0	↑	↓
	Latex 200 mg	↑↓	↑	↑	↑	↑	↑*	0
	Latex 400 mg	↑↓	↑*	↑*	↑	↑	↓*	↓*
	Latex 500 mg	↑↓	↑	↑	0	↓*	↓*	↓*
Latency time to explore	Normal	↑↓	↑	↑	↑	↓*	↓*	↓*
	Control	↑↓	↑	↑	↑*	↑*	↑*	↑*
	Indomethacin 10 mg	↑↓	↓*	↓*	↓*	↓*	↓*	↓*
	Latex 50 mg	↑↓	↓*	↓*	↓*	↓*	↓*	↓*
	Latex 100 mg	↑↓	↓	↓	↓	↓	↓	↓
	Latex 200 mg	↑↓	↑	0	↑*	↑*	↓	↓*
	Latex 400 mg	↑↓	↑	↓	↓	↓*	↓*	↓*
	Latex 500 mg	↑↓	↓*	↓*	↓*	↓*	↓*	↓*
Urination,	Normal	↑↓ ↑↓	↓	↑	0	↓	↓	↓*
	Control	↑↓	↓	↓	↓*	↓*	↓*	↓*
	Indomethacin 10 mg	↑↓	↑	↓*	↓*	↓	↓*	↓*
	Latex 50 mg	↑↓	↓*	↓*	↓	↓	↓*	↓*
	Latex 100 mg	↑↓	↑	↓*	↓*	↓	↓*	↓*
	Latex 200 mg	↑↓	↓*	↓*	↓*	↓*	↓	↓*
	Latex 400 mg	↑↓	↓*	↓*	↓*	↓*	↓	↓*
	Latex 500 mg	↑↓	↓*	↑*	0	↓*	↓*	↓*
Defecation	Normal	↑↓	0	↓	↓	↓	↓	↓
	Control	↑↓	↓	↓	↓*	↑*	↓*	↓*
	Indomethacin 10 mg	↑↓	↓	↓*	↓*	↓*	↓*	↓*
	Latex 50 mg	↑↓	↓	↓*	↓*	↓*	↓*	↓*
	Latex 100 mg	↑↓	↓*	↓*	↓*	↓*	↓*	↓*
	Latex 200 mg	↑↓	↓*	↓*	↓*	↓	↓	↓*
	Latex 400 mg	↑↓	↓*	↓	↓*	↓	↓*	↓*
	Latex 500 mg	↑↓	↑	↓*	↓*	↓	↓*	↓*

↑ = Increase ↓ = Decrease ↑↓ = No change ↑* = Significant increase ↓ = significant decrease
-- = No observation 0 = No chang

7. DISCUSSÃO:

O presente estudo foi concebido de acordo com as diretrizes da FDA dos EUA para a avaliação pré-clínica industrial de antiartríticos[9] . Neste estudo, considerámos aspectos clínicos e comportamentais do rato artrítico, que tem sido proposto como modelo animal comum para a artrite reumatoide. Também foi feito um esforço para elucidar o possível mecanismo de ação do *látex* de *Ficus glomerata* Roxb.

Na elucidação da atividade anti-artrítica do *látex de Ficus glomerata Roxb,* considerámos a monoartrite induzida pelo adjuvante completo de Freund no modelo de rato Wistar em vez do modelo poliartrítico para resolver o problema ético associado a este último modelo animal. O modelo pré-clínico foi utilizado pela sua consistência e previsibilidade da atividade de uma série de compostos que estão a ser testados e utilizados em ensaios clínicos. Recentemente, foram descritas quatro fases clínicas diferentes da artrite[44]

A primeira fase está associada a uma inflamação local aguda e a um efeito sistémico no fígado de 1st dia a 4th dia. A segunda fase terá início no dia 7th e durará até ao dia 12th com inflamação aguda e remissão da periartrite. A terceira fase será observada com inflamação crónica, periartrite e atividade osteogénica entre os dias 12 e 28. A última fase da artrite inclui deformidade articular permanente e inflamação por queimadura a partir dos 35 dias. Por conseguinte, o presente estudo foi realizado durante 42 dias (6 semanas após a inoculação) através da administração de FCA na tíbia e no tarso, produzindo artrite unilateral em 100% dos ratos com inchaço significativo, que se tornou evidente em 24 horas nos ratos de controlo. As respostas bifásicas também foram evidentes no nosso estudo, à semelhança do estudo anterior[50,52,57] . O aumento significativo da circunferência da pata de ratos injectados com FCA foi semelhante aos resultados previstos no estudo anterior. No nosso estudo, a resposta inflamatória inicial significativa foi observada a partir da 1st semana pós-inoculação e esta resposta inflamatória manteve-se estável e proeminente durante seis semanas. A dose de 100 mg/kg de látex mostrou um resultado melhor do que a indometacina, pois seu efeito foi evidente na primeira semana, onde a indometacina não produziu efeito sobre a inflamação induzida pela FCA, o que indica o efeito significativo do látex na inflamação local aguda. Os efeitos de todas as doses de látex foram semelhantes ao efeito da indometacina de 2nd semana a 6th semana do estudo, provavelmente devido ao mecanismo semelhante. Estes resultados podem ser promissores quanto à sua utilidade na superação da inflamação aguda, da inflamação crónica, da periartrite, da atividade osteogénica e da deformação articular[56] .

Neste estudo, selecionámos vários modelos no que diz respeito ao aspeto clínico, sintomático e de recuperação. O possível efeito do látex na inflamação local aguda foi estudado através do edema auricular induzido por xileno[53-55] e do edema da pata induzido por carragenina[56-58] ; o efeito na permeabilidade vascular foi estudado através da infiltração com azul de Evan[43] ; o efeito na formação de radicais livres foi estudado através da determinação do nível sérico de óxido nítrico[8,59-61] ; o efeito nos sintomas foi estudado tendo em conta a deambulação, a criação, a limpeza, a exploração, a micção e a defecação[46] ; o processo de recuperação durante o tratamento foi avaliado tendo em conta o nível de hemoglobina, a VHS e a alteração do peso corporal[52] . Para estudar a periartrite inflamatória crónica e a atividade osteogénica, foi considerada a pontuação histopatológica; e a deformação articular permanente e a sua modulação pelo tratamento com látex foram estudadas por radiografia[52] . Estes modelos pré-clínicos do estudo, acima referidos, não só ajudam a avaliar a atividade anti-artrítica do *látex de Ficus glomerata*, como também fornecem informações concomitantes sobre o seu possível mecanismo de ação.

Recentemente, foi referido que a injeção intra-articular de FCA provoca um aumento auto-limitante da permeabilidade vascular, levando à persistência do inchaço das articulações no prazo de uma a duas semanas.[43] O método dos extravasamentos de azul de Evan está a ser utilizado mais frequentemente para aceder aos extravasamentos de proteínas plasmáticas nas articulações do joelho de ratos[43] . Foi colocada a hipótese de que se forma um complexo com as grandes proteínas plasmáticas ligadas e o azul de Evan, que só pode passar através das lacunas endoteliais se estas estiverem alargadas, de onde pode escapar para os espaços intersticiais. A quantidade de corante azul de Evan presente na cápsula sinovial pode fornecer o índice relativo de permeabilidade vascular. No nosso estudo, foi observado um aumento significativo dos extravasamentos de azul de Evans em ratos artríticos induzidos por FCA. O efeito inibidor de infiltração dependente da dose de látex foi observado com doses de 50,100 e 200 mg/kg. No entanto, a dose de segurança (400 mg/kg) e a dose tóxica (500 mg/kg) também mostraram efeitos inibitórios da permeabilidade vascular não significativos. Estes resultados indicam que o látex em doses moderadas pode estar a produzir o seu efeito anti-artrítico ao diminuir as lacunas endoteliais e a permeabilidade vascular melhor do que a indometacina[43,46] .

A síntese de óxido nítrico no soro é produzida pela óxido nítrico sintase induzível (iNOS), que foi demonstrada na artrite reumatoide[59] . Foi expressa por vários tipos de células, incluindo macrófagos, neutrófilos, células endoteliais, condrócitos e fibroblastos sinoviais[60-61] . Foi detectado um aumento do nível dos produtos metabólicos estáveis do óxido nítrico, o nitrato e o nitrito, no soro, na urina e no líquido sinovial, e a sua concentração estava relacionada com a progressão da doença[61] . O nível de óxido nítrico foi avaliado indiretamente através da análise da concentração de nitritos utilizando o reagente de Griess, que tem sido o mais utilizado por proporcionar um ensaio rápido e quantitativo[62] . Os resultados obtidos neste estudo estão na mesma linha dos estudos anteriores. O nível de óxido nítrico sérico foi significativamente aumentado em ratos artríticos tratados com FCA quando comparados com os normais. O nível de óxido nítrico no soro de todos os ratos artríticos no grupo de tratamento com látex foi significativamente reduzido ($p<0,01$) e a FCA elevou o nível de óxido nítrico. A descoberta confirma a presença e o papel do óxido nítrico na artrite reumatoide e o efeito inibitório do tratamento na síntese de óxido nítrico explicaria o possível mecanismo da atividade antiartrítica [18,5963] .

A alteração do peso corporal, a VHS e a hemoglobina estão entre os testes laboratoriais mais comuns e reconhecidos na avaliação da atividade da doença da artrite reumatoide, sendo também um preditor do resultado da doença[47] . No nosso estudo, os ratos do grupo de controlo perderam significativamente ($p<0,05$) o seu peso corporal entre as 4th e as 6th semanas do estudo, em comparação com a semana zero. Este facto foi complementado pela redução do nível de hemoglobina no sangue e pelo aumento do nível de ESR ($p<0,001$). O grupo de tratamento com indometacina aumentou regularmente o peso corporal de forma significativa ($p<0,05$) nas semanas 5th e 6th . O efeito de reversão da indometacina no nível elevado de ESR induzido pela FCA e no nível reduzido de Hb também foi observado no nosso estudo. O efeito protetor para a saúde do *látex de Ficus glomerata* também foi demonstrado em todos os animais do grupo tratado com 50, 100, 200 e 400 mg/kg. Um ganho significativo no peso corporal dos animais foi observado nas doses de 50, 100, 200 e 400 mg/kg do látex a partir da terceira semana. Isto também foi apoiado por uma melhoria significativa na hemoglobina do sangue e uma redução significativa na ESR do sangue de ratos artríticos[64,65] .

Com base no estudo antioxidante anterior, foi colocada a hipótese de que este efeito protetor da saúde pode ser devido à presença de constituintes activos antioxidantes do *látex de Ficus glomerata roxb*[36]

.

Também foi sugerido que a artrite reumatoide induzida pela FCA tem um efeito generalizado na homeostase fisiológica devido ao grave desconforto dos animais. Nas nossas experiências, os ratos artríticos de controlo tratados com solução salina apresentaram uma diminuição significativa e gradual do comportamento deambulatório e de criação. Enquanto que se observou um aumento gradual e significativo do número de actos de higiene e um aumento da frequência de micção e defecação, juntamente com um aumento do tempo de latência para explorar, quando foram expostos ao teste do campo aberto, estes resultados são semelhantes aos do estudo anterior. O tratamento de animais artríticos com látex e indometacina melhorou significativamente o comportamento deambulatório sem afetar a criação e também mostrou uma redução significativa da limpeza e da frequência de micção e defecação. O tempo de latência para explorar o campo aberto foi significativamente reduzido ($p<0,05$) em todos os animais artríticos dos grupos de tratamento. Estas observações apoiam a eficácia do tratamento com látex na modulação do comportamento induzido pela artrite, diminuindo a irritação, a ansiedade, a capacidade de suportar a pressão na pata inflamada e aumentando a intenção de andar. Isto mostra a possível aplicabilidade do látex no tratamento sintomático da artrite [4950,52].

Como um processo de acompanhamento do tratamento, as alterações histopatológicas foram consideradas após 42 dias do estudo. Histologicamente, a articulação do joelho de ratos Wistar injectados com FCA mostra que a artrite esteve presente durante 42 dias. O tratamento com indometacina reduziu significativamente a pontuação histológica ao inibir o infiltrado inflamatório denso, a infiltração articular e a destruição da cartilagem. Foram obtidos resultados semelhantes com o tratamento com todas as doses mais elevadas de látex, indicando a sua eficiência na proteção das alterações histopatológicas induzidas pela FCA a todos os níveis, incluindo a terceira fase de progressão da doença[64].

A radiografia é amplamente aceite como o padrão de ouro na avaliação dos danos estruturais nas articulações associados à artrite reumatoide e, por conseguinte, é considerada como o parâmetro essencial na avaliação da eficácia da terapêutica experimental. Tendo isto em mente, o estudo radiográfico foi efectuado após 6th semanas de perfil de estudo. No presente estudo, a injeção intra-articular de FCA em ratos de controlo causou uma deformação e uma anomalia nos dedos e dígitos da pata injectada com FCA. Os animais de todos os grupos tratados com indometacina e *látex de Ficus glomerata* mostraram proteção contra a anormalidade e a deformação dos dedos das mãos e dos pés, indicando a sua aplicabilidade na última fase da artrite e melhorando também a sua eficácia na proteção contra a deformação permanente[52,65]. O modelo animal mais comummente utilizado para o modelo anti-inflamatório agudo é o edema da pata induzido por carragenina. Este foi dividido em duas fases; a fase inicial (1-2) horas foi proposta como sendo mediada pela histamina, serotonina e pelo aumento da síntese de prostaglandinas na envolvente do tecido danificado. Enquanto a fase tardia é principalmente mediada por bradicinina, leucotrienos, células polimorfonucleares e prostaglandina produzida nos macrófagos do tecido. O tratamento de animais injectados com carragenina com indometacina e uma dose de 200 mg/kg de látex mostrou resultados semelhantes, o que pode ser provavelmente devido à semelhança na sua ação. Foi observado um efeito inibitório mais proeminente na reação de fase tardia, indicando que esta atividade anti-inflamatória pode ser devida ao efeito inibitório sobre a bradicinina, leucotrienos, células polimorfonucleares e infiltração de macrófagos, o que pode dever-se à diminuição da permeabilidade vascular devido à redução da lacuna das células endoteliais. Pelo contrário, foi observado um efeito pró-inflamatório nas doses de 400 e 500 mg/kg do látex às 4th e 5th horas do estudo, o que pode ser devido à ativação da via histaminérgica[57-58,66].

Estudos anteriores demonstraram a atividade anti-inflamatória e antipirética da *Ficus glomerata* em modelos animais padrão, tendo sido reconsiderados neste estudo. O resultado do nosso estudo indica que todas as doses do látex têm uma inibição significativa do edema auricular induzido por xileno em ratinhos e foi aproximadamente igual ao efeito da indometacina. Este efeito inibitório sobre o edema auricular induzido por xileno pode ser devido ao efeito inibidor da infiltração de leucotrienos, tal como proposto por estudos anteriores "[5455] .

Foi comunicado que o *Ficus glomerata roxb* contém friedelina, behanato, berganina, luoiol e o seu acetato, β-sitosterol, estigmasterol e campesterol, que foram propostos como estando envolvidos em actividades anti-inflamatórias[34] , antidiabéticas[32] , hepatoprotectoras[36] , antioxidantes[35] , analgésicas e antipiréticas[34] . Foi também referido que tem propriedades antifúngicas[33] e antibacterianas[37] . Os constituintes activos acima referidos podem ser responsáveis pela presente atividade anti-artrítica. No entanto, é essencial um fracionamento e uma avaliação mais detalhados, orientados para a bioatividade, para provar a sua aplicabilidade química. Os estudos adicionais estão a ser prosseguidos no nosso laboratório, pelo que foi avisado.

8. RESUMO E CONCLUSÃO:

A artrite reumatoide é a forma mais comum de doença inflamatória crónica e sistémica de etiologia desconhecida, marcada por hiperplasia sinovial com invasão local do osso e da cartilagem, levando à destruição da articulação. A partir de agora, abre-se uma ampla oportunidade para a realização de investigação baseada no tratamento e na fisiopatologia da doença. Este estudo foi concebido para descobrir a alegação tradicional e popular da aplicabilidade do *látex de Ficus glomerata* no tratamento da artrite reumatoide. Com base nos resultados do presente estudo, concluímos que *o látex de Ficus glomerata* tem uma potente atividade anti-artrítica. O mecanismo da atividade anti-artrítica do látex *de Ficus glomerata* Roxb pode envolver a inibição da síntese de óxido nítrico e a diminuição da permeabilidade vascular. Os outros modelos animais in vivo utilizados no estudo propuseram uma possível inibição da infiltração de leucotrienos e infiltração local de bradicinina, células polimorfonucleares, prostaglandina e macrófagos. O resultado histopatológico registado mostrou um efeito inibidor da infiltração na fase 3rd da artrite e manteve a arquitetura normal das articulações. Concluiu-se também, com base no estudo radiográfico, que tem um efeito protetor potente contra a deformação permanente induzida pela artrite e a anomalia nos dedos dos pés. Os parâmetros do perfil de saúde, incluindo o nível de hemoglobina, a VHS e a alteração do peso corporal, revelaram uma vantagem da utilização do látex em relação à indometacina. Devido à sua capacidade de melhorar o estado de saúde juntamente com o efeito adverso na artrite. O resultado do rácio órgão/peso corporal confirma o seu efeito hepatoprotector e imunomodulador. O resultado dos estudos comportamentais confirma a sua capacidade de superar o stress, a ansiedade e a anormalidade na mobilidade. Com base nestes resultados e em estudos anteriores, validamos as afirmações tradicionais e populares sobre a utilização do *látex de Ficus glomerata* no tratamento da artrite reumatoide.

9. REFERÊNCIAS

1. Kehlen A, Pachnio A, Thiele K, Langer J. Gene expression induced by interleukin-17 in fibroblast-like synoviocytes of patient with rheumatoid arthritis: upregulation proteins TSG-6. Arthritic Res Ther 2000 Apr 28; (5):184-185.

2. Spector TD. Artrite reumatoide. Rheum Dis Clin North Am 1990; 16:513-537.

3. Sliman AJ, Pearson JE. Epidemiology and genetics of rheumatoid arthritis (Epidemiologia e genética da artrite reumatoide). Arthritis Res Ther 2002; 4(3):265-272.

4. Herman CJ, Allen P, Hunt WC, Prasad A, Brady TJ. Use of complimentary therapies among primary care clinic patients with arthritis. Preventing Chronic Disease 2004; 1(4):1-15.

5. Schwartzman S, Fleischmann R, Morgan JG. Os agentes anti-TNF têm a mesma eficácia em doentes com artrite reumatoide. Arthritis Res Ther 2004 Jun 21;6(2): 3-11.

6. Axford SJ. Infecções das articulações e dos ossos. Rehum Inter J 2006 Oct; 34(10):405-412.

7. Colmegna I, Cuchacovich R, Espinoza LR. Artrite reactiva associada ao HLA-B27: considerações atogenéticas e clínicas. Clinical Microbiol Rev 2004; 17:348-369.

8. Veihelmann A, Hofbauer A, Krobbach F, Dorger M, Maier H, Refior F, et al. Differential function of nitric oxide in murine antigen-induced arthritis. Rehumatol 200 Nov2;41:509-517.

9. Guia para a Indústria, Programa de desenvolvimento clínico para medicamentos, dispositivos e produtos biológicos para o tratamento da artrite reumatoide (AR) U.S. Food and Drug Administration [Online]. 2006 Nov 6 [citado 1999]; Disponível em: URL:htt://www.fda. gov/ eder/ guidance/index .htm

5. Andorson ML, Eduardo HR, Seabra MV, Silva AD, Tufik S. Avaliação de tratamentos agudos e crónicos com Harpagophytum procumbens na artrite induzida por adjuvante de Freund em ratos. J Ethnopharmacol 2004 Jan 8;91:325-330.

6. Calvino B, Bernard MO, Bars DL. Estudos clínicos e comportamentais paralelos de artrite induzida por adjuvante em ratos: possível relação com a dor crónica. BehBrRes 1987Nov 25;24:11-29.

7. Ahamed S, Anuntiyo J, Malemud CJ, Haqqi TM. Biological basis for the use of botanicals in osteoarthritis and rheumatoid arthritis; A Rev. Complementary and Alternative Medicines 2005; 2(3):301-308.

8. Strand V, Kimberly R, Isaacs D. Biologic therapies in rheumatology: lesson learned, future direction. Nat Rev 2007 Jan; 6(1):75-80.

9. The wealth of India, Raw-Material, volume-v:SP-W, CSIR, Nova Deli, Índia, 1999, 35-35.

10. Qudhia P. Ficus glomerata como erva medicinal em Chhattisgarh, Índia (Online). 2003 Nota de investigação. Formulário disponível: URL:http://www.botanical.com/site/column poudhia/127 doomar.html.

11. King RW. Artrite Reumatoide [Online]. [Citado em 2006 Jul 13]. Disponível em: URL:http://en.wikipedia.org/wiki

12. Beers MH, Berkow R. The Merk Manual ofDiagnosis and Therapy. 7th ed. EUA: Merck Research Laboratories Pvt Ltd. 1999. p. 407-23.

13. Dipiro JT, Talbert RL, Yee GC, Matzke GR, Wells BG, Posey LM. Pharmacotherapy-A Pathophysiologic Approach (Farmacoterapia - Uma Abordagem Fisiopatológica). 6th ed. Nova Delhi: MacGrawHIll; 2005.

14. Walker R, Edwards C. Clinical Pharmacy and Therapeutics. 5th ed. New York: Churchill Living Ston; 2003. p. 791-93.

15. Kumar V, Dhingra S, Parle M. Rheumatoid Arthritis at a glance. Pharma Times 2005 Nov;37(11):53-55.

16. Arnett FC, Edwarthy SM, Block DA, Mcane DJ, Fries JF, CooperNS, The American Rheumatism Association 1987 revised criteria for the classification of rheumatoid arthritis. Arthritis Rheum 1988; 31:315-24.

17. Kumar V, Abul K, Fausto N, Robbins e cotron pathology basis of disease. 7th ed. Philadelphia: Saunders an imprint of elsevier; 2004. p. 1306-1308 .

18. Artigo especial: Diretrizes para a gestão da artrite reumatoide. American College ofRheumatology Subcommittees on rheumatoid arthritis guideline. Artrite

Rheum 2002 Feb 2;46(2):328-346.

19. Colégio Americano de Reumatologia e Comité de Orientações Clínicas. Diretrizes para a gestão da artrite reumatoide. Arthritis Rheum 1996; 32:71322.

20. Management ofEarly Rheumatoid Arthritis[Online]. [cited 2006 July13] ; disponível em:

URL:http;//www.sign.ac.uk

21. Edwards J, Szczepanski L, Szechinski J, Filipowicz-Sosnowska A, Emery P, Beaver WF, et al.Eficácia da terapêutica dirigida às células B com rituximab em doentes com artrite reumatoide. N Engl Med J 2000; 350(25):72-81.

22. Christopher A, Culloch MC, Doweny GP, EL-Gabalway H. Signalling platforms that modulate

the inflammatory response: new targets for drug development. Nat Rev 2006 Oct; 5:864-876.

23. Rang HP, Dale MM, Ritter JM, Moore PK. Pharmacology. 5th ed. Phailadelphia: Churchill Livingston; 2003.

24. Singh AP. Panca Ksira Vrksa Ficus Species Used in Ayurvedic Medicine (Espécie de Ficus usada na medicina ayurvédica). Medicina Alternativa. Disponível em: URL:http://www.siu.edu/~ebl/leaflets/panca.htm.

25. Sharma PV. Dravyaguna-Vijana. Varansi: Academia Chaukhambha Bharati; 2001. p. 666-667.

26. Beri B. Ficus glomerataRoxb. Silvicultura indiana. Leafletno.70, 1944, 15.

27. Aktar MS, Qureshi. Avaliação fitofarmacológica do fruto deFicus glomerata Roxb para atividade hipoglicémica em coelhos normais e diabéticos. Pak J Pharm Sci 1988 Jul; 1(2):87-96.

28. Vonshak A, Barazani 0, Sathiyammoorthy P, Shalev R, Varday D, et al. Rastreio de plantas medicinais do Sul da Índia para atividade antifúngica contra agentes patogénicos cutâneos. Phytother Res 2003 Nov; 17(9):3-5.

29. Mandal SC, Saha BP, Pal M. Antiinflammatory, analgesic and antipyretic activity in rodents of plant extracts used in African medicine. Phytother Res 2000 Jun; 14(4):278-80.

30. Khan N, Sultana S. Efeito Modulador deFicus racemosa: Diminuição da lesão oxidativa renal induzida por bromato de potássio e resposta de proliferação celular. Basic and Clin Pharmacol Toxicol 2005 Nov; 97(5):282-8.

31. Mandal SC, Maity TK. Das J, Pal M, Saha BP. Atividade hepatoprotectora do extrato de folhas de Ficus racemosa em danos no fígado causados por tetracloreto de carbono em ratos. PhytotherRes 1999 Oct; 13(5):430-2.

32. Mandal SC, SahaBP, Pal M. Studies on antibacterial activity ofFicus racemosa Linn leaf extract. Phytother Res 2002 Jun 8; 14(5):278-280.

33. Ferber PC, Fischer RW, Immunization oflaboratory animals, 3R-Info-Bulletin 11; Research Foundation Switzerland [Online]. 1999 Mar [citado 2004]; Disponível em: URL:http://www.forschunq3r.ch/en/information/ib04.

34. Evans WC. Evans D. Trease e Evans farmacogonacia. 5th ed. Philadelphia: WB saunder company limited; 2002. p. 240-241.

35. Kokate CK, Purohit AP, Gokhale SB. Pharmacognosy. 10th ed. Pune: Nirali Parkashan; 1998.p. 152-153.

36. Diretrizes para a investigação da toxicidade dos medicamentos à base de plantas (Anexo 1).

Departamento de Ayurveda, Ioga e Naturopatia, Unani, Siddha e Homeopatia, Ministério da Saúde e do Bem-Estar Familiar, Governo da Índia, 2005. [Em linha]. 2005 Aug 19 [citado 2005]; Disponível em:

URL:http://indianmedecine.nic.in.

37. Lam FY, Hilda H, Ethel SK, Curso temporal e efeitos da substância P sobre as alterações vasculares e morfológicas em ratos monoartríticos induzidos por adjuvante. Int J Immunopharmacol2004; 4:299-310.

38. Butler SH, Godeyfroy F, Besson JM, Jeaner WF. Um modelo artrítico limitado para estudos de dor crónica no rato. Pain 1992; 48:73-81.

39. Vogel HG, Vogel WH, Sholkens BA, Sandow J, Muller G, Vogel WF. Drug discovery and Evaluation. 2nd ed. Nova Iorque: springer-verlag Berlin Heidelberg; 2002.

40. Ankel M, Gastel V. avaliação da artrite reumatoide estabelecida.1999; 13(4):629- 644.

41. Lam FY, Ferrell WR. Os receptores específicos de neuroquinina medeiam o extravasamento de fármacos na articulação do joelho do rato. Br J Pharmacol 1991; 22:263-207.

42. Shirwaikar A. Somashekar AP, Udupa AL, Udupa SL. Atividade anti-inflamatória e estudos de eliminação de radicais livres de aristolochia bracteolate lam. Ind J Pharm Sci 2003; 65(1):67-69.

43. Kale SR, Kale RR. Practical human anatomy and physiology 9th ed. Pune: Nirali Prakashan; 1999.

44. Dimitrijevic M, Laban O, Djuric VJ, Stanijevic S, Miletic T, Jovanovic VK, Todorovic C, et al. Comportamento e gravidade da artrite adjuvante em quatro estirpes. Bra Beh Immuni 2001; 5:255-65.

45. Costa MD, Sutter PD, Gybel J, Vanhess J. Artrite induzida por adjuvante em ratos: Um possível modelo animal de dor crónica. Pain 1981; 10:173-185.

46. Carlson RP, Datko LJ, Lynn ON, Frank D, Beideman R, Lewis AJ. Comparação das alterações inflamatórias no colagénio de tipo II estabelecido e na artrite induzida por adjuvante utilizando ratos wistar de raça pura. Int J Immunopharmac 1985; 7(6):811-826.

47. Calvino B, Bernard MO, Bars DL. Estudos clínicos e comportamentais paralelos de artrite induzida por adjuvante em ratos: possível relação com a dor crónica. Beh BraRes 1987; 24:11-29.

48. Bendele A, Mcabbee T, Sennello G, Frazier J, Chlipala E, Mccabe D. Efficacy of sustained blood levels of interleukin-recetor antagonist in animal models of arthritis. Arthritis Rheum 1999 Mar; 42(3):498-506.

49. Chitme HR, Chandra R, Kaushik S. Estudos sobre a atividade anti-inflamatória de Calotropis gingantean em animais experimentais. Asia Pacific J Pharmacol 2005; 16:41-46.

50. Tang XL, Zigong L, Wen CN, Shen L. Efeito anti-inflamatório da 3-acetilconitina. Ata Pharmacol Sinica 1984; 5:85-89.

51. Kulkarni SK. Hand book of experimental pharmacology. 3rd edition. Nova Deli: Vallabhaprakashan; 2002. p. 28-131.

52. Gepdiremen A, Mshivldadze V, Bakuridze K, Elias R. Effect ofleontice smirnowii tuber monodesmosides and crude extract in carrageenan-and histamine-induced acute inflammation model in rats. J Phy Med 2006 Nov 24;13(6):728-731.

53. Vineger R, Trux JF, Selph JH, Johnsstone PR, Veenable AL, Mckenzie KK, et al. pathway to carrageenan-induced inflammation in the hind limb of rat. Fed Proc 1987; 6:118-126.

54. Watkins SC, Macaulay W, Turnur D, Kang R, Rubash HE, Evans CH. Identificação de óxido nítrico sintase induzível em macrófases humanas em torno de próteses de anca locais. Am J Pathol 1997; 150:1199-206.

55. Stadler J, Stefanoovic RM, Billiar TR. articular chondrocytes synthesize nitric oxide in response to cytokones and lipopolysaccride. J Immuno 1991; 147:3915-20.

56. Gilchrist M, Savoie M, Nohara O, Wills FL, Wallace JL, Befus AD, et-al. Nitric oxide synthase and nitric oxide production in vivo-derived mast cells. J leukocyte biology 2002 Apr; 71.

57. Ridnour A, Sim JE, Hayward MA, Wink DA, Martin SM, Garry R, et-al. A spectrophotometric Method for the direct detection and quantitation of nitric oxide, nitrite, and nitrate in cell culture media. Analy J Biochem 2000 Mar 24;281(2):223- 229.

58. U. U. S. Department of Health and Human Services Public Health Service Agency for Toxic Substances and Disease Registry. (Online) [cited 1997 SEP] 1-298 disponível em:

URL: http://www.atsdr.cdc.gov/toxprofiles/tp19.pdf

59. Chillingworth NL, Donaldson LF. Caracterização do modelo de artrite crónica induzida pelo adjuvante completo de Freund em ratos. J Neu Scien Metho 2003 May 12;128:45-52.

60. Aletaha D, Nell VK, Stamm T, Uffmann M, Pflugbeil S, Machold K, et al. Os reactores de fase aguda acrescentam pouco aos índices compostos de atividade da doença para a artrite reumatoide: validação da pontuação de atividade clínica. Arthritis Res Therp 2005 Apr 7;7:796-806.

61. Lan R, Marcy MD, Fred S, Rosen MD. Allergy and allergic diseases (Alergia e doenças alérgicas). N Engl J Med 2001 Jan11;344(2).

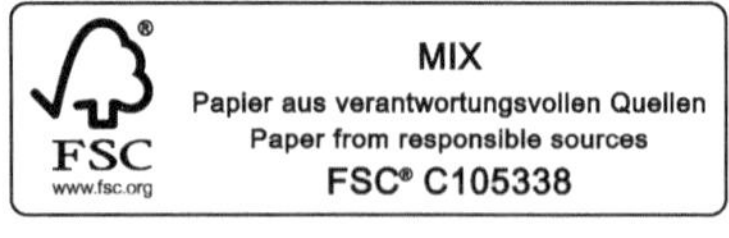

Printed by Books on Demand GmbH, Norderstedt / Germany